Für Sabine

Prof. Dr. med Peter Prohm

Meine HämorrhoidenFibel

was ich immer wissen wollte,
aber nicht zu fragen wagte

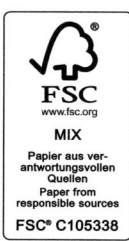

FSC
www.fsc.org

MIX

Papier aus ver-
antwortungsvollen
Quellen
Paper from
responsible sources

FSC® C105338

Impressum

Bibliografische Information der Deutschen Nationalbibliothek:
Die Deutsche Nationalbibliothek verzeichnet diese Publikation in der Deutschen Nationalbibliografie; detaillierte bibliografische Daten sind im Internet
über http://dnb.dnb.de abrufbar.

© 2. Auflage 2020 Prof. Dr. Peter Prohm
© alle Fotos: Prof. Dr. Peter Prohm, DGPh
© Illustrationen: im Textblock als Legenden

Herstellung und Verlag: BoD – Books on Demand, Norderstedt

ISBN: 9 783751 968379

Die erste Berührung mit der Proktologie hatte ich als junger Student auf der Suche nach einer Doktorarbeit. Ich wendete mich an Prof. Dr. Jünemann, der mir das Thema „Analfisteln und periproktitische Abszesse" aufgab. Ehrlich gesagt, ich musste erst einmal nachlesen, was das war. Nachdem ich mich kundig gemacht hatte, wollte ich absagen, da ich ja Herzchirurg werden wollte, wurde aber durch die Aussicht, schnell fertig werden zu können, durch meinen Doktorvater geködert (es sind dann doch 3 Jahre geworden).

Der erste Gang war ins Archiv, endlose Listen und alte Krankenakten warteten auf mich und ich fing an, die Daten zu sammeln und zu ordnen. Computer gab es zwar schon, allerdings nur riesige IBM-Maschinen mit Lochkarten und ein kleiner Student hatte keinen Zugang dazu. Beim Wälzen der Akten fiel mir auf, dass die Nomenklatur völlig durcheinander war, eine einheitliche Linie war nicht zu erkennen. Da wusste ich, was zu tun war, ich wollte Proktologe werden. Später, als junger Assistenzarzt, habe ich mich natürlich immer in die erste Reihe gestellt, wenn es darum ging, Hämorrhoiden und andere proktologische Erkrankungen zu operieren. Meine Kollegen waren froh, dass sie sich mit diesen „schmutzigen" Dingen nicht beschäftigen mussten und überließen mir dieses Feld.

Auch die Literaturbeschaffung war ein grosses Problem (siehe oben Computer). Für einige junge Herren, die über PubMed oder Dimdi schimpfen, wäre es vielleicht hilfreich, man könnte sie in die damalige Zeit zurück beamen, damit sie wissen, wie gut sie es haben. Auch die Niederschrift der Dissertation gestaltete sich etwas anders: 2-Finger - Adler Sturzflug auf der Olympia Schreibmaschine war angesagt, Korrekturen mühselig per Hand, nix mit Copy und Paste!

Zur damaligen Zeit waren auch die Patienten völlig ahnungslos, wenn es um Proktologie ging. Hinter vorgehaltener Hand wurden grausame Rituale über Darmrohre, Einläufe und Stopfrohre ausgetauscht. Nur mit engsten Freunden wurden die eigenen Missempfindungsstörungen diskutiert. Echte Proktologen gab es in Deutschland nur wenige, wollte man die Proktologie richtig kennenlernen, musste man damals ins Mekka der Proktologie, nach London ins St. Marks Hospital reisen. Aber die Zeiten haben sich massiv verändert. Mittlerweile gibt es eine wissenschaftliche Gesellschaft über dieses Fachgebiet und es werden Kongresse abgehalten, wo sich die Spezialisten über neueste Erkenntnisse und Therapien austauschen. Ein großer Kongress wird auch von der Amerikanischen Gesellschaft veranstaltet, deren Mitglied ich bin (selbstverständlich auch der deutschen Gesellschaft). Ich hatte sogar die große Ehre, von der Amerikanischen Gesellschaft zum Fellow ernannt zu werden.

Nachdem ich nun über 30 Jahre als Proktologe tätig bin, haben mich viele Patienten angesprochen, diese Erfahrungen doch auch einmal mitzuteilen und zwar so, dass auch medizinische Laien die komplizierten Zusammenhänge verstehen können.

Ich habe dies hiermit versucht und in meinem Fundus an Fotos herumgesucht (in 30 Jahren kommt viel zusammen) um auch entsprechendes, das Verständnis fördernde Bildmaterial, einzubringen. Ich hoffe, es ist nicht zu grob, aber es ist für das Verständnis extrem hilfreich.

Dem rein proktologischen Teil vorangestellt ist ein kurzer Abriss über Eckpfeiler der Medizingeschichte, die auch für das heutige Verständnis wichtig sind. Nur so können einige alternativ-medizinische Therapieformen verstanden und richtig eingeordnet werden.

Der Anatomie des Analkanals und seinen Strukturen innerhalb des Kontinenzorganes soll ein eigenes Kapitel gewidmet werden. Ein tieferes Verständnis der proktologischen Erkrankungen wird dadurch ermöglicht, alle speziellen Erkrankungen haben ihre Ursache in pathologischen Veränderungen des Analkanals. Auch die exakte

Erhebung der Krankengeschichte (Anamnese) ist für eine richtige Diagnosestellung enorm hilfreich.

Die Problematik der bösartigen Tumoren (Dickdarm- und Mastdarmkrebs, Analkarzinom) wurde bewusst ausgespart, da hier ein rasanter Wandel in den letzten Jahren stattgefunden hat. Das hätte den Rahmen des kleinen Büchleins gesprengt.

Meiner lieben Frau Sabine danke ich für das Korrekturlesen und viele hilfreiche Verbesserungsvorschläge, das Verständnis für Laien betreffend. Im übrigen bitte ich den gewogenen Leser Verbesserungsvorschläge, so nötig, zu machen.

Peter Prohm   Wuppertal im September 2014

Vorwort zur 2. Auflage

Ein neues Kapitel „Laser in der Proktologie" wurde aufgenommen um den neueren Entwicklungen in der Proktologie gerecht zu werden. Ausserdem wurden kleinere Fehler ausgemerzt und korrigiert.

Peter Prohm   Wuppertal im August 2020

Inhaltsverzeichnis

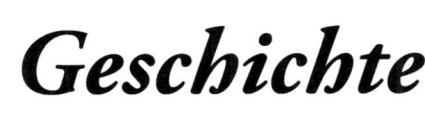

Geschichte

Geschichte der Medizin

Um zu verstehen, warum die alternativ-medizinischen Therapieoptionen in unserer heutigen Zeit noch diesen Stellenwert haben, lohnt es sich, einen kurzen Ausflug in die Geschichte der Medizin zu machen, der die gegenwärtige Entwicklung erklären mag.

Auch die Schulmedizin der Antike besaß einen theoretischen Hintergrund, der sich aus den Elementen „Feuer, Wasser, Luft und Erde" herleitete. Verbunden hiermit waren vier Grundqualitäten: warm, feucht, kalt und trocken.

Der Mensch war gesund, wenn alle diese Grundqualitäten im Gleichgewicht waren. Verschob sich das Gleichgewicht zu einer Seite hin, entstand die Krankheit.

Im weiteren Verlauf wurden diese Grundelemente auf die Körpersäfte und deren Verhältnis zueinander weiterentwickelt. Die Viersäftelehre, die von Hippokrates weiter entwickelt wurde, konnte so entstehen. Diese bestand aus Blut, Schleim, der schwarzen Galle und der gelben Galle. Wurde ein Aderlass durchgeführt, konnten am abgestandenen Blut, welches sich in die einzelnen Bestandteile sedimentierte, die vier Säfte anhand der verschiedenartigen Farben untersucht werden.

Der Name Hippokrates ist nicht nur im Altertum eine Institution gewesen, bis in die heutige Zeit hinein wirkt sein Werk fort. In verschiedenen Terminologien ist dies feststellbar, z.B. ist die Facies hippocratica ein gängiger Begriff, bezeichnet sie doch das Gesicht eines im Sterben liegenden Menschen.

Auch der hippokratische Eid ist, zumindest theoretisch, heute noch die Grundlage jeglichen ärztlichen Tuns.

Aber auch hochgradig effektive chirurgische Maßnahmen wurden durch ihn begründet, so behandelte Hippokrates Hämorrhoiden durch Abbinden oder durch selbst hergestellte Salben, die stringierende[1] Wirkungen besaßen. Analfisteln wurden mittels Pferdehaar durch kontinuierliches Nachknoten gespalten. Noch wichtiger aber war die Begründung einer systematischen Medizin, die er als Gründer einer Schule für angehende Ärzte auf der Insel Kos einrichtete.

Die schriftliche Fixierung der hippokratischen Medizin soll ebenfalls auf ihn zurückgehen, obwohl nicht sicher ist, ob wirklich alle Schriften von ihm persönlich verfasst worden sind.

Er stellte Regeln für das medizinische Handeln auf, die durchaus heute noch Gültigkeit besitzen. Hierzu gehörte die Erhebung einer Krankengeschichte und eine sorgfältige körperliche Untersuchung unter Einbeziehung aller Sinne. Auch die Einbeziehung der Umwelt im Hinblick auf die Krankheitsentstehung wurde von ihm eingefordert. Die Dokumentation der Krankheitsverläufe, unter Einschluss von durchaus möglichen Misserfolgen, war die entscheidende Basis der hippokratischen Medizin.

Erstmals wurde so eine wissenschaftlich begründete Medizin aufgestellt, die, bedingt durch die eingeforderte Dokumentation, nachvollzogen werden konnte.

Die Basis der hippokratischen Lehre war die Viersäftelehre, die Humoralpathologie. Hierdurch fand eine Systematik Eingang in die Behandlung von kranken Menschen, die auch jederzeit nachvollzogen werden konnte und die für die damalige Zeit hoch wissenschaftlich war.

---

1   zusammenziehend

1. Geschichte

Den vier Säften (Blut, Schleim, gelbe Galle und schwarze Galle) wurden Grundqualitäten zugeordnet und zwar dem Blut die Qualität warm/feucht, dem Schleim kalt/feucht; der gelben Galle warm/trocken und der schwarzen Galle kalt/trocken. Auch die Jahreszeiten wurden für die Beurteilung der vier Säfte mit einbezogen. So wurde die schwarze Galle dem Herbst zugeordnet, während Schleim als zum Winter zugehörig betrachtet wurde. Analog ergab sich die Zugehörigkeit der gelben Galle zum Sommer und des Blutes zum Frühling. Verfeinert wurde das System durch Einbeziehung der vier Temperamente (Sanguiniker, Phlegmatiker, Choleriker und Melancholiker), die die Zusammensetzung der Säfte beeinflussen konnten.

Auch die Prophylaxe hatte einen erheblichen Stellenwert in der hippokratischen Medizin. Schon damals wurden Ernährungseinflüsse, Umwelteinflüsse, mangelnder Schlaf und eine entsprechende Lebensführung mit dem Entstehen von Krankheiten in Verbindung gebracht.

Ein erneuter Einschnitt und Weiterentwicklung der Medizin wurde durch den römischen Arzt Claudius Galenos, genannt Galen, im 2. Jahrhundert nach Christus hervorgebracht. Diese Lehren sollten 1 ½ Jahrtausende Gültigkeit haben, bis Paracelsus ein neues Lehrgebäude implementierte. Auf Galen ging ein medizinisches Werk mit über 20000 Seiten zurück. Sein Ziel war ein theoretischer Überbau und Systematisierung. Er entwickelte die Viersäftelehre des Hippokrates weiter. In der Therapie entwickelte er neue Qualitäten, so begründete er den Grundsatz „Contraria contrariis curentur" (Gegensätzliches wird mit Gegensätzlichen behandelt).

Hieraus folgte, dass z.B. Entzündungen mit kalten Umschlägen behandelt wurden. Seine Entzündungslehre mit den entsprechenden

Qualitäten: Dolor[2], Calor[3], Rubor[4], Tumor[5] besitzt heute noch Gültigkeit. Auch die Versorgung von Blutungen mittels Ligatur durch Darmsaiten (bis vor kurzem noch als Catgut-Faden in Gebrauch) geht auf Galen zurück.

Auch vor Tierexperimenten schreckte er nicht zurück, die anatomischen Vorstellungen, die er hierbei erlangte, hatten teilweise Gültigkeit, die bis ins 20. Jahrhundert währten.

Seine Autorität war dermaßen groß, dass niemand es wagte, seine Erkenntnisse in Frage zu stellen, so kam es, dass durchaus kritikwürdige Befunde und auch falsche Ergebnisse seiner anatomischen Studien immer wieder falsch abgeschrieben wurden. Im Prinzip hatte diese Dogmatik ein starres Lehrgebäude hervorgebracht, welches fast schon diktatorisch die Entwicklung der Medizin lange behindert hat.

Erst in der Neuzeit fand durch Paracelsus ein Paradigmenwechsel statt. Anlässlich einer Vorlesung verbrannte er die Werke von Galen und machte sich so sehr unbeliebt. Er konstatierte das Lehrgebäude der Medizin auf vier Säulen aufbauend, dieses waren die Philosophie, die Astrologie, die Chemie und die hohe ethische Verpflichtung des Arztes. Er erkannte, dass Medikamente durchaus widersprüchliche Wirkungen hervorrufen können. Niedrig dosiert kann eine heilende Wirkung festgestellt werden, während eine Überdosierung Vergiftungserscheinungen hervorrufen können. Auf Paracelsus geht der Einsatz von Opiumpräparaten zurück, der damalige Name war Laudanum.

Auch die standardisierte Syphilisbehandlung mit Quecksilber sollte 200 Jahre lang Gültigkeit haben. Hierbei konnte es auch

2	Schmerz
3	Erwärmung
4	Rötung
5	Schwellung

zu Vergiftungserscheinungen kommen. Der von ihm aufgestellte Grundsatz „keine Wirkung ohne Nebenwirkungen" gilt bis in die heutige Zeit hinein.

Die Droge Arzt hatte bereits zu der damaligen Zeit einen hohen Stellenwert. Paracelsus erkannte, dass die Persönlichkeit und die Hinwendung des Arztes zum Patienten mehr bewirken könne als sämtliche Medikamente.

Sowohl die naturwissenschaftlich ausgerichtete Schulmedizin, als auch die alternativ-medizinische Naturheilkunde können sich auf Paracelsus berufen.

Erst die veränderte Einstellung zur Sektion konnte einen erneuten Schub an Erkenntnis bewirken, indem die Anatomie einen enormen Aufschwung machte. Hierdurch konnten neue chirurgisch - operative Maßnahmen entwickelt werden, ohne die Möglichkeit der systematischen anatomischen Studien wäre dies nicht möglich gewesen. Die Aufzeichnungen von Michelangelo oder Leonardo da Vinci sind plastische Zeugen der damaligen anatomischen Bemühungen. Eine herausragende Rolle spielte Vesalius, der an der Universität von Padua lehrte. Herausragend und entscheidend für die Weitergabe dieses Wissens waren die exzellenten graphischen Darstellungen der Sektionen.

Die Entdeckung der Naturwissenschaften beendete die metaphysischen Spekulationen über den Beginn von Krankheiten als von Gott gewollte Vorgänge.

René Descartes entwickelte ein mathematisch-naturwissenschaftliches Weltbild und ersetzte hierdurch die metaphysischen Gedankengänge der griechischen Philosophie. Die Seele wurde aus dem Weltbild verbannt, so dass der Mensch und seine Krankheiten als rein physikalisches und mathematisches Produkt verstanden wurde.

Erst in jüngster Zeit beginnt man die Zusammenhänge zwischen Bewusstsein, Geist, Immunsystem und Erkrankungen, insbesondere der Krebserkrankung, neu zu analysieren und zu verstehen. Der Geist und die Seele, die von Descartes aus dem Krankheitsverständnis herauskatapultiert worden ist, zu Gunsten einer aller umfassenden naturwissenschaftlichen Deutungshoheit, erleben eine Renaissance. Auch die Philosophie wird bemüht, um die Verbindungen zwischen Geist, Bewusstsein und materiellen Verbindungen zu erklären und lösen zu helfen.

Als Beispiel mag ein Kongress dienen, der im Jahre 2007 in Salzburg abgehalten wurde mit dem Titel „Rückkehr des Geistes". Hier diskutierten Naturwissenschaftler, Mediziner, Theologen, Philosophen und Künstler über die neuen Sichtweisen.

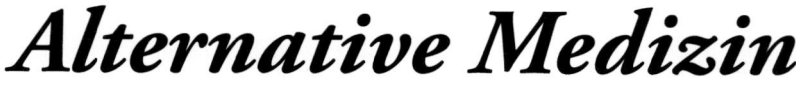

Alternative Medizin

Der Begriff Schulmedizin wurde erstmals 1880 in die medizinische Nomenklatur eingeführt. Darunter versteht man üblicherweise die Diagnostik und Behandlungsmöglichkeiten, wie sie an den Universitäten gelehrt wird. Im Gegensatz hierzu ermittelte im Jahre 2002 das Institut für Demoskopie in Allensbach, dass 72 % der deutschen Bevölkerung Naturheilmittel verwenden. Der Begriff ist nicht exakt definiert, offensichtlich handelt es sich um einen weiten Kosmos an alternativen Medikamenten und auch Heilverfahren, die sich unter dem Begriff der komplementären Medizin subsumieren lassen. Die Komplementärmedizin tritt dann häufig auf den Plan, wenn die klassischen, schulmedizinischen Verfahren dem Rat- und Hilfe suchenden Patienten nicht gerecht werden. Hinzu kommt eine apparativ überbordende Medizin, die zudem skeptisch beurteilt wird. Häufig wird der medizinisch-technische Komplex argwöhnisch betrachtet, da vermutet wird, dass er häufig nur zur Wertschöpfung eingesetzt wird und nicht zur rationellen Diagnostik. Hieraus resultiert eine erhebliche Unzufriedenheit der Patienten mit dem bestehenden Gesundheitssystem, so dass in der komplementären Medizin Ersatz gesucht und gefunden wird. Die Wirksamkeit der alternativen medizinischen Maßnahmen kann nur selten exakt beurteilt werden, da sie von den Patienten oft als Selbstbehandlung angewendet werden, ergänzend zu den klassischen Therapieverfahren. Ein Beispiel dafür mag die Misteltherapie sein, die von einem Großteil der Krebspatienten ergänzend zu den klassischen Therapiemaßnahmen eingesetzt wird. Offensichtlich vertrauen die Patienten nicht der komplementären Medizin allein, sondern bauen die Schulmedizin mit ein, welche die Basis der Behandlung bildet. Die alternativen Maßnahmen werden lediglich als Ergänzung hierzu angewandt. Die Allensbacher Umfrage aus dem Jahre 2002 deckte auf, dass Patienten, die sich von der Naturheilmitteln angesprochen fühlen, diese im echten Krankheitsfall nur zu 4 % anwenden würden, 32 % würden sich im Schoße der Schulmedizin besser aufgehoben fühlen.

Aus diesem Grunde ergibt sich für viele Patienten nicht der Terminus „alternativ" als Entweder - Oder-Möglichkeit von zwei verschiedenen Heilverfahren, sondern der komplementäre Einsatz, die ergänzende Anwendung von Naturheilmitteln. Dadurch wird auch der Begriff alternativ etwas entschärft, da die Entweder-/Oder Möglichkeit bei ernsthaften Erkrankungen bei Anwendung eines wissenschaftlich nicht nachgewiesenen Therapieregime den Patienten massiv gefährden würde. Es stellt ein großes Manko der so genannten komplementären Medizin dar, dass diese nur in den seltensten Fällen überprüfbar ist. Es werden von den verschiedenen Autoren und Anwendern allein persönliche Mitteilungen ins Feld geführt. Die so genannte Erfahrungsmedizin erfährt hier einen Stellenwert, dem sie nicht gerecht werden kann. Als Beispiel mag die Behandlung des Asthma bronchiale gelten. Hier werden in der einschlägigen Literatur über 1000 verschiedene Therapieempfehlungen zur Behandlung des Asthma bronchiale empfohlen. Viele Empfehlungen divergierten nicht unerheblich von einander, die gleiche Behandlung wurde selten mehr als zweimal empfohlen. Hieraus folgt, dass es unbedingt erforderlich ist, die Erfahrungsmedizin und komplementären Heilverfahren nach wissenschaftlichen Kriterien zu überprüfen und auf sichere Füße zu stellen. Oft entpuppen sich dann die vollmundigen Versprechungen der alternativen Medizin als hohl und inhaltsleer und halten einer strengen wissenschaftlichen Überprüfung nicht stand (Stiftung Warentest: „Die andere Medizin").

Die Verfechter der Komplementärmedizin versagen sich häufig diesen wissenschaftlichen Überprüfungen. Drei Argumente werden hier im Wesentlichen angeführt:

Das methodische Argument: Es wird behauptet, dass sich Teile davon bzw. die Komplementärmedizin als Ganzes prinzipiell einer solchen wissenschaftlichen Überprüfung entziehen.

Das historische Argument: Hierbei wird postuliert, dass was seit Jahrhunderten von Jahren gut gewesen ist und sich bewährt hat, offensichtlich auch heute noch gut sein muss.

Das liberale Argument: nach dem Motto, wer heilt, hat Recht, sollten die Ärzte auch Außenseitermethoden, wenn sie dem Patienten denn helfen, akzeptieren. (Ernst: „Versicherungsmedizin")

Zum methodischen Argument ist festzustellen, dass der Goldstandard, die Placebo-kontrollierte Doppelblindstudie, bei vielen komplementärmedizinischen Maßnahmen nicht anwendbar sei. Dies ist nicht korrekt. Auch bei vielen klassisch medizinischen Überprüfungen kann eine Doppelblind-, Placebo-kontrollierte Studie nicht durchgeführt werden, da es ganz einfach nicht möglich ist. Wie soll man z. B. in der Chirurgie eine Placebo-Operation durchführen, abgesehen von der ethischen Relevanz dieses Ansinnens. Trotzdem sind solche Studien durchgeführt worden, z.B. bei der Arthroskopie, wo der Patient ein Video während der Operation vorgeführt bekam und die Geräusche der Operation live simuliert worden sind. Überraschenderweise sind auch hier mit der Placebo-„Operation" Heilerfolge erzielt worden.

Sind Placebo-kontrollierte Studien nicht möglich, stellt die randomisierte klinische Studie das Maß aller Dinge dar, dieses Verfahren ist auch für komplementärmedizinische Therapiemaßnahmen anwendbar.

Ein anderes Argument läuft darauf hinaus, dass die komplementärmedizinischen Verfahren nicht überprüfbar sind, da sie oft individualisiert sind und holistischen Charakter aufweisen. Der Begriff Holismus wird in jüngster Zeit sehr häufig missbraucht, oft wissen die Benutzer dieses Wortes nicht, was es bedeutet. Auch die Quantenphysik wird missbräuchlich zitiert. Sucht man bei Amazon den

2. Alternative Medizin

Begriff „Quantenheilung" so findet man vom 1.Januar 2013 bis zum 18.03.2014 (Recherche-Tag) 57 Buchtitel. Was die Quantenphysik mit der Heilung von Krankheiten zu tun hat, erschliesst sich mir nun nicht, außer dass gewisse Heilserwartungen bei esoterisch-psychisch konfigurierten Patienten bedient werden.

Zum historischen Argument soll ein Beispiel zur Verdeutlichung beitragen. Ein beliebtes Mittel, Krankheiten zu heilen, war über viele Jahrhunderte hinweg, auch in den verschiedensten Kulturkreisen, der Aderlass. Aus heutiger Sicht kann mit Sicherheit festgestellt werden, dass dieses Verfahren Millionen von Menschen das Leben gekostet hat. Erst die Überprüfung nach wissenschaftlichen Kriterien konnte dieses „bewährte Heilverfahren" ad absurdum führen.

Zum liberalen Argument ist festzuhalten, dass die komplementärmedizinischen Verfahren häufig mit Nebenwirkungen belastet sind, dies ist den Patienten oftmals nicht klar. Oft fehlt den Patienten bei Anwendung dieser alternativen medizinischen Verfahren die Kenntnis darüber, dass die Verfahren selbst unwirksam sind, nachgewiesene wirksame klassische Therapiemaßnahmen werden unterlassen, dies ist für die Patienten lebensgefährlich.

Auch die Argumentation, ein möglicher Placeboeffekt habe eine Heilung herbeigeführt, geht ins Leere, da bekannt ist, dass auch klassische therapeutische Maßnahmen mit Placeboeffekten behaftet sein können. Man muss also nicht unbedingt ein Placebo herbeizerren, um einen Placeboeffekt auslösen zu können. Nicht vergessen sollte man die nicht unerheblichen Kosten, die mit alternativen Heilverfahren verbunden sind. Wer die Gebührenordnung für Ärzte und für Heilpraktiker miteinander vergleicht, kann verstehen, dass manche Ärzte sich aus wirtschaftlichen Gründen als Heilpraktiker niederlassen.

Zusätzlich ist das liberale Argument gefährlich, da die klassische Denkweise hiervon beeinflusst wird und in Geistheilermentalität und Voodoo-ähnlichen Strukturen abgleiten kann (E. Ernst: „Versicherungsmedizin").

Warum Patienten sich aus dem klassischen medizinisch - diagnostischen Komplex herauslösen und in komplementärmedizinische Verfahren hinein flüchten, die Gründe sind vielfältig. Häufig sind die diagnostischen Maßnahmen sehr umfangreich, körperlich belastend und auch nicht ungefährlich. Auch ist nicht immer sicher, ob diese aufwändigen Maßnahmen zu einer sicheren Diagnose führen. Bei ernsten Erkrankungen sind Nebenwirkungen, die durch die eingeleiteten diagnostischen Maßnahmen hervorgerufen werden, nicht unerheblich. Man schätzt, dass etwa 300.000 ältere Menschen im Jahr wegen unerwünschter Nebenwirkungen stationär behandelt werden müssen. Die Komplementärmedizin kann hier jedoch nicht als Ersatz angesehen werden. Auch für komplementär -medizinischen Maßnahmen gilt der alte Spruch: Keine Wirung ohne Nebenwirkung.

Oftmals werden die Nebenwirkungen nicht in den richtigen Zusammenhang gestellt und als Nebenwirkung verkannt. Häufig wird mit dem Begriff der Erstverschlimmerung argumentiert, der dann im Nachhinein und im weiteren Verlauf zu einer deutlichen Besserung führen soll. Im Gegenteil, oftmals führt es, obwohl deutlich erkennbar, bei mangelhafter Ausbildung zu ernsten Nebenwirkungen. Wie soll ein Chiropraktiker, der niemals eine ordnungsgemäße anatomische Ausbildung erfahren hat und der die möglichen Komplikationsmöglichkeiten nicht kennt, erkennen, dass ein chiropraktischer Eingriff z.B. eine Querschnittlähmung hervorrufen kann.

Nicht selten werden nicht fassbare Begriffe wie Geist und Körper und ein angebliches Ungleichgewicht zwischen beiden Entitäten vorgeschoben, um   hanebüchene Dinge durchzuführen. Schwingungen, Resonanzen und kosmische Energien werden herbeizitiert und obskure medizinische Maßnahmen eingeleitet.

Der Begriff der Ganzheitsmedizin wurde im Jahre 1949 erstmals eingeführt. Er soll suggerieren, dass die klassische Medizin oder Schulmedizin unvollständig sei und durch die komplementären Maßnahmen zu einem ganzheitlichen holistisch - medizinischen Komplex geschnürt wird. Die Schulmedizin wurde verächtlich als seelenlose Apparatemedizin diffamiert, sehr häufig wurde das Heil in spirituellen und esoterischen Zirkeln gesucht. Dass sich Seele und Körper gegenseitig beeinflussen, ist auch in der Schulmedizin seit längerem bekannt und keine Erfindung der Komplementärmedizin. Der Begriff der Psychoneuroimmunologie, auf den später noch eingehend eingegangen wird, soll dies verdeutlichen. Dabei werden Wirksamkeitsnachweise jedoch im Gegensatz zu den komplementärmedizinischen Verfahren nach streng wissenschaftlichen Kriterien aufgestellt.

Viele unkonventionelle Verfahren haben im Gegensatz zu schulmedizinischen Maßnahmen den entscheidenden Vorteil, dass die Hinwendung zum Patienten viel intensiver ist. Allein eine homöopathische Anamneseerhebung dauert oftmals mindestens eine Stunde, hier geht der Patient nach dem ersten Gespräch bereits mit einem Gefühl der Erleichterung (es kann sich durchaus um eine klientenzentrierte Gesprächspsychotherapie handeln) nach Hause.

Doch auch in der Schulmedizin wird die so genannte sprechende Medizin in jüngster Zeit deutlich favorisiert. Trotz alledem sind auch die unkonventionellen Verfahren nicht nur auf Gespräche und eine sprechende Medizin ausgerichtet. Vielfach werden auch hier technische Apparaturen eingesetzt, deren Sinn jedoch höchst fragwürdig ist. Als Beispiele mögen hier die Bioresonanztherapie, die Elektroakupunktur nach Voll oder der Einsatz der Magnetfeldtherapie dienen.

Einen Vorteil haben jedoch die komplementärmedizinischen Maßnahmen, hierdurch wird ein völlig anderes Krankheitsbewusstsein bei den Patienten entwickelt, so dass mehr von der Behandlung von Krankheiten hin zur Vorbeugung von Krankheiten hingewirkt wird. Dies ist auch von der klassischen Schulmedizin her durchaus zu begrüßen.

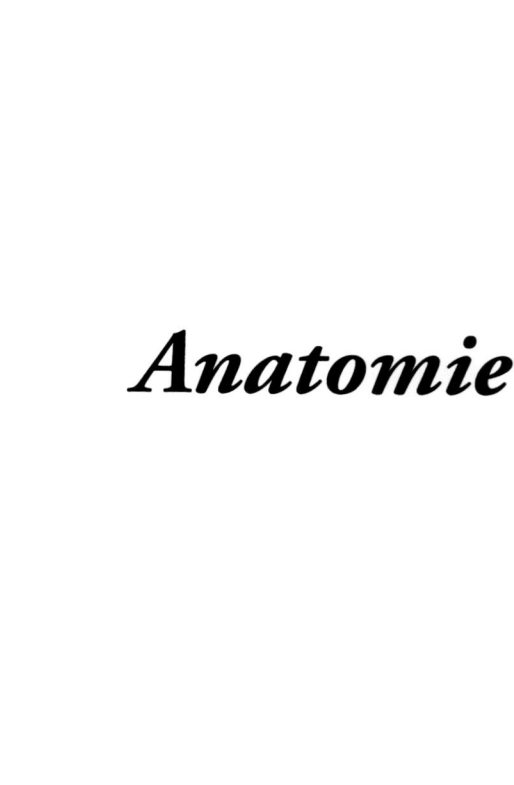

Anatomie

Das Kontinenz - Organ

Entgegen früheren Ansichten hängt die Haltefähigkeit des Enddarmes und damit die Kontinenz nicht nur von den Muskelstrukturen alleine, sondern noch von anderen, ebenfalls extrem wichtigen Komponenten ab:

1. die Muskulatur 2. die sensible Analhaut 3. Nerven und 4. die Hämorrhoiden.

Die **Muskulatur** besteht im wesentlichen aus drei Teilen: hierzu zählt der äußere Schließmuskel (Abb 3.8), der innere Schließmuskel (Abb 3.9) und die großen Beckenbodenmuskeln (Abb 3.7).

Der innere Schließmuskel ist der eigentliche Träger der Kontinenzfunktion da er dauerhaft angespannt ist und für einen dauerhaften Verschluss des Enddarmes sorgt. Diese Leistung kann er vollbringen da er arm an Nervenzellen ist und somit als glatter Muskel eine dauerhafte Kontraktion ermöglichen kann. Erst bei der Aktion der Stuhlentleerung entspannt sich der innere Schließmuskel und gibt den Weg frei um den Durchtritt des Stuhls durch den After zu ermöglichen.

Der äußere Schließmuskel besteht aus mehreren Anteilen und ist zu einer vorübergehenden willentlichen Kontraktion fähig Er stellt gewissermaßen die Reserve dar wenn der Druck innerhalb des Enddarm so groß wird, dass eine Katastrophe droht. Dann können wir den äußeren Schließmuskel über unseren Willen kontrahieren[1], so dass der Stuhldurchtritt verhindert wird. Wie jeder aus eigener Erfahrung, weiß, ist dies nur für eine begrenzte Zeit möglich. Dann lässt die Kraft nach und der Stuhl tritt durch den After nach aussen, ob wir wollen oder nicht. Patienten, die an einer derartigen Schliessmuskelschwäche, aus welchen Gründen auch immer, leiden,

---

1   zusammenziehen

sind Organisationstalente, wenn sie das häusliche Umfeld verlassen. Die Ausflüge in die City werden minutiös geplant unter Berücksichtigung der „Toilettenstützpunkte". Will heissen, dass sie sämtliche Toiletten innerhalb der Stadt kennen, falls sie imperativ[2] ein nicht zu kontrollierender Stuhldrang überfällt.

Ein weiterer wichtiger Punkt für die Schließmuskelfunktion ist die Nervenversorgung! Wenn durch neurologische Erkrankungen oder Verletzungen die Informationsverarbeitung zum Muskel hin über die Nerven gestört ist, kann der Muskel natürlich nicht funktionieren. Aber nicht nur Nervenerkrankungen können verantwortlich für Schäden sein sondern auch operative Eingriffe oder eine chronisch andauernde Überdehnung der Nerven, bedingt durch Beckenbodenfunktionsstörungen. Dies bedeutet, dass durch ein chronisches Tiefertreten des Beckenbodens die Nerven, die den Beckenboden versorgen, chronisch überdehnt werden und somit geschädigt werden. Obwohl die Muskulatur in Ordnung ist, bedeutet das eine erhebliche Funktionseinbusse des Schliessmuskels, da die Steuerung über die Nerven eingeschränkt ist. Auch hieraus resultiert eine Inkontinenz.

Ein weiterer wichtiger Anteil innerhalb der Schließmuskelfunktion stellt die sensible Analhautzone dar, die sich von außen bis zur so genannten Linea dentata[3] (Abb 3.5) in den After hinein drängt. Die linea dentata ist die Schaltstelle zwischen 2 embryonalen Keimblättern , die sich innerhalb des Analkanals begegnen: das Ektoderm[4], das Keimblatt, welches die Haut und ihre Anhangsgebilde wie Nerven, Schweissdrüsen Haare usw. ausbildet aber auch Sinnesorgane. und das Entoderm[5]. Hieraus bilden sich die der Verdauungstrakt (ausser Mundhöhle und die äusseren Afteranteile) mit dem Darm, aber auch innere Organe wie die Leber, Milz und Magen. Auch der

2	zwangsweise
3	gezahnte Linie
4	εκτος [ektos]=aussen, derma=Haut
5	enteron = Darm

Atmungstrakt mit Lunge und Bronchialsystem wird von diesem Keimblatt gebildet. Diese Linie ist enorm wichtig, da sie die Grenzschicht darstellt, ab wann es schmerzt. Das heisst, dass alles, was oberhalb dieser Linie an operativen Massnahmen erfolgt, schmerzfrei ist. Wenn Patienten mir von schmerzhaften Erfahrungen in Verbindung zum Beispiel mit Hämorrhoidenverödungen oder Gummibandligaturen berichten, muss ganz klar gesagt werden, das die Verödungen falsch durchgeführt worden sind. Das gleiche gilt auch für die Gummibandligaturen. Früher maß man der Bedeutung dieser sensiblen Analhautzone keine Bedeutung bei, aber nach zu radikalen Eingriffen merkte man, wie wichtig diese Zone für die Kontinenzfunktion ist. Wenn diese Zone geschädigt oder verletzt wird oder durch Operationen im Ganzen entfernt worden ist, zeichnet sich das Dilemma ab. Auch dann resultiert eine schwere Stuhlinkontinenz, da die sensible Meldestelle innerhalb des gesamten Kontinenzorganes fehlt. Deshalb ist es immer wichtig bei radikalen Eingriffen ausreichende Hautbrücken zu belassen. Fehlen diese und ist der Chirurg übereifrig, ist eine Stuhlinkontinenz vorprogrammiert.

Ein weiterer, wichtiger Bestandteil des Kontinenzorgans sind die Hämorrhoiden (Abb 3.5), die quasi als Gefäßpolster für den feinen Abschluss sorgen. Sind die Hämorrhoiden in Gänze entfernt, fehlt ebenfalls ein wichtiger Bestandteil des gesamten Kontinenzorgans. Auch hiernach ist die Folge eine Stuhlinkontinenz. Aus diesem Grunde ist man heute bestrebt die Hämorrhoiden nicht mehr vollständig zu entfernen, sondern die vergrößerten Anteile durch chirurgische oder andere Maßnahmen wieder auf ihre natürliche Größe zurückzuführen. Die Wichtigkeit der Hämorrhoidenpolster sind in jüngster Zeit erkannt worden und man hat hieraus Konsequenzen gezogen. Man entwickelte Operationsverfahren, die die Hämorrhoidalpolster so weit wie möglich schonen sollten. Die modernen Verfahren wie Longo-Op, Hal/RAR, stossen in dieses Horn. Diese Verfahren schonen die Hämorrhoiden größtmöglich, sind diese aber monströs vergrössert, müssen sie natürlich auch durch die Operation wieder auf ihre normale Größe zurückgeführt werden.

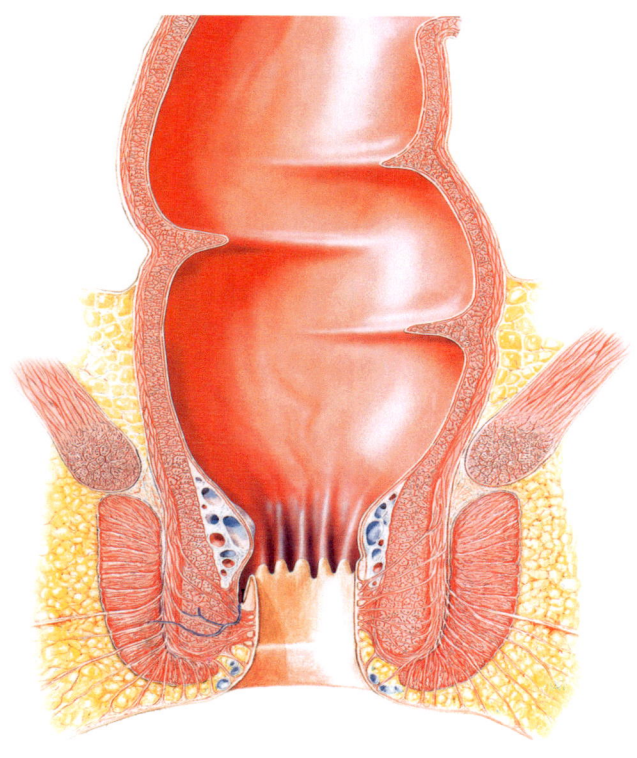

Abb. 3.1 Anatomie des Analkanals
(genauere Beschreibung erfolgt bei den einzelnen Kapiteln)
© DR. KADE Pharmazeutische Fabrik GmbH, Berlin

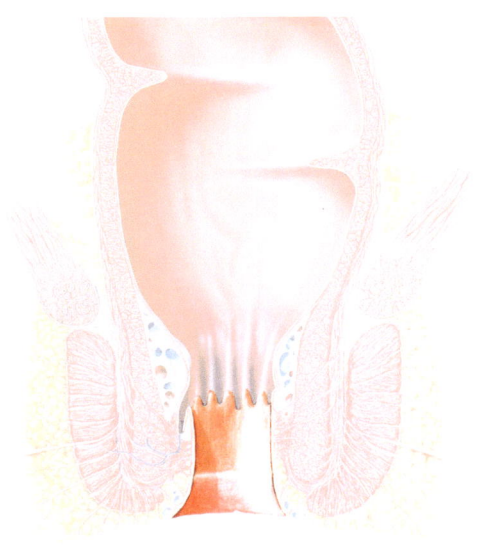

Abb. 3.2: Der Analkanal, er endet an der linea dentata

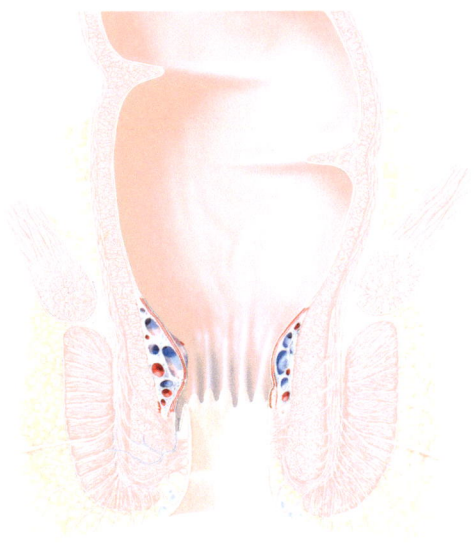

Abb. 3.3: Die Hämorrhoiden, links vergrößert (Hämorrhoiden Grad I) rechts normale H.

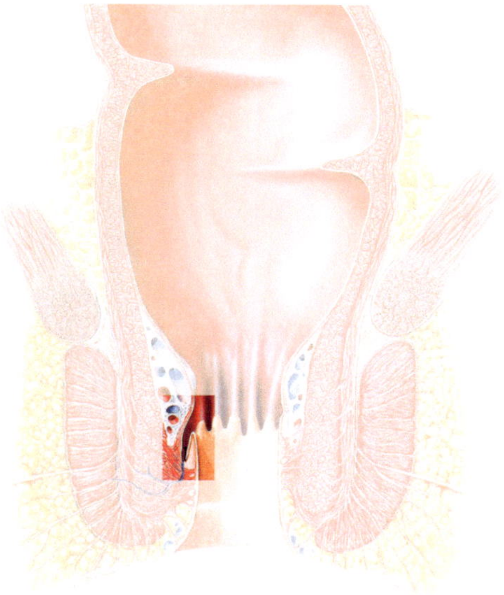

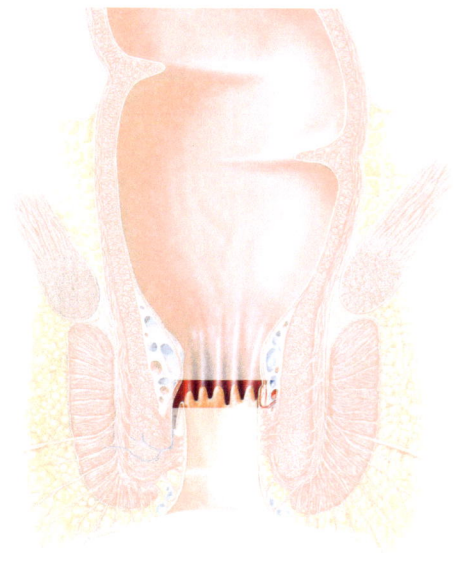

Abb. 3.4: Die Analkrypten, hier entstehen die Analfisteln

Abb. 3.5: Die linea dentata

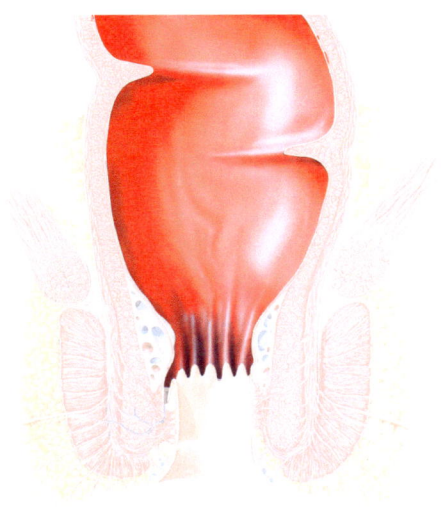

Abb. 3.6: Der Mastdarm, er endet an der linea dentata

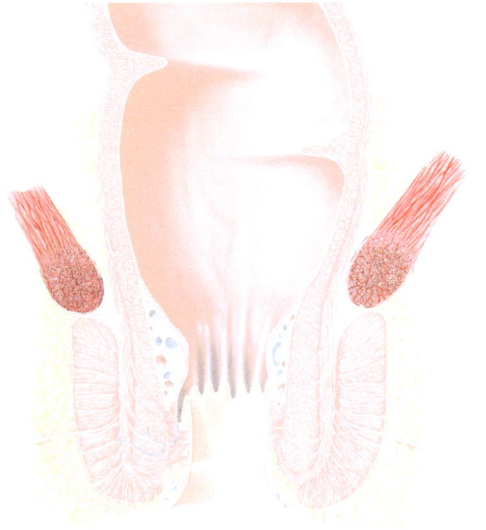

Abb. 3.7: Der Levator (Beckenbodenmuskulatur)

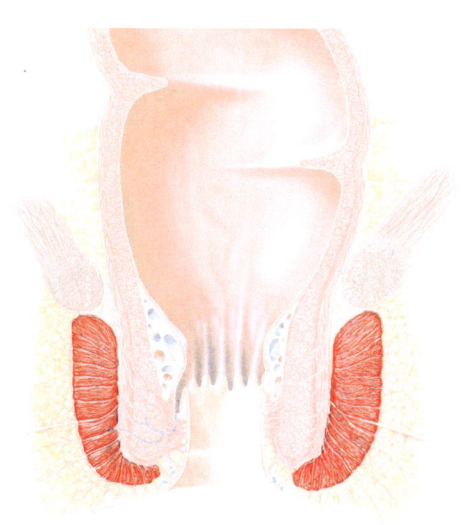

Abb. 3.8: Der äussere Schließmuskel
(M.sphincter ani externus)

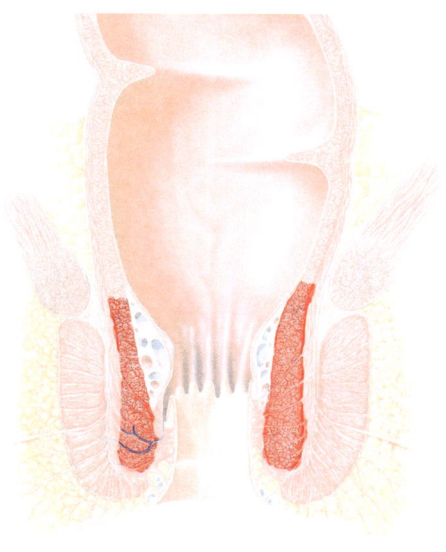

Abb. 3.9: Der innere Schließmuskel
(M.sphincter ani internus)

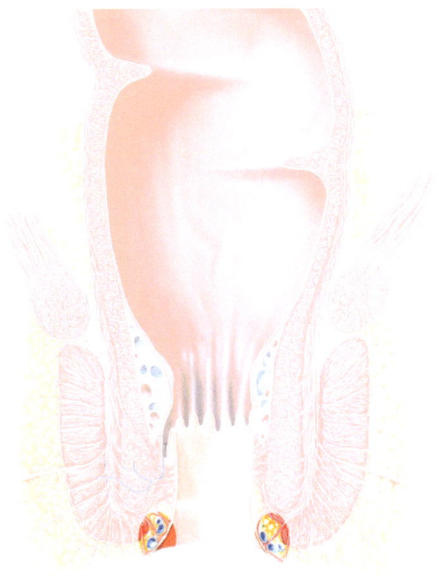

Abb. 3.10: Perianalvenen, hier entstehen die Thrombosen. Es sind keine „äußeren Hämorrhoiden"

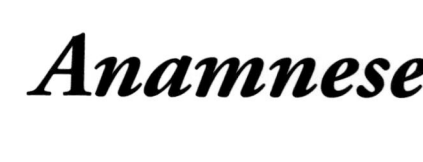

Anamnese

Anamnese[1]

Zu aller erst steht die Erhebung einer vernünftigen Anamnese, sprich der Krankengeschichte, an. Hierdurch können sich bereits erste Hinweise auf das eigentliche Krankheitsgeschehen im Analkanal ergeben. Bei einigen Beschwerden, die vom Patienten angegeben werden, ist es wichtig zu erfragen ob die entsprechenden Beschwerden vom Stuhlgang abhängig sind oder sich unabhängig vom Stuhlgang ereignen. Hierzu zählt die Frage nach Blutungen, hellrot oder dunkelrot, dem Stuhl aufliegend oder lediglich am Papier.

Die Frage nach Schmerzen ist ebenfalls enorm wichtig. So kann man bereits aufgrund der Anamneseerhebung auf das Vorhandensein einer Analfissur[2] gestoßen werden. Hierzu zählt der typische Schmerz beim Stuhlgang, der etwa für 20 Minuten nach dem Stuhlgang anhält. Aber auch das Auftreten eines Schmerzes kann bereits Hinweise auf die Diagnose liefern: ein plötzlich auftretender Schmerz deutet zum Beispiel auf eine Analvenenthrombose hin, ein langsamer, zunehmender Schmerz mit Schwellung kann ein Hinweis auf einen beginnenden Abszess sein. Wichtig ist außerdem ob sich der Knoten außen am Afterrand befindet oder ob er sich immer wieder vor fallend präsentiert.

Auch die Frage nach Stuhlgangsgewohnheiten ist wichtig. So meinen viele Patienten eine Verstopfung zu haben. Wenn Sie lediglich zweimal in der Woche zur Toilette gehen, meinen sie kurz vor dem Darmverschluss zu stehen. Hierbei muss man den Patienten intensiv aufklären und ihn darauf hinweisen, dass von zweimal am Tag bis zweimal pro Woche alles normal ist.

Auch die Frage nach dem Gebrauch von Abführmittel ist wichtig.

---

1   ἀνάμνησις, anámnēsis, = Erinnerung
2   lat. fissura = Spalte, Riss

4. Anamnese

Hier kann die Frage nach dem „warum?" entscheidende Hinweise auf eine Obstipation[3] geben. Oftmals schildern die Patienten sehr exakt ob eine Auslassstörung oder generell eine Verlangsamung des Stuhltransportes vorliegt. Auch Änderungen im Gewicht, die durch eine Diät oder durch Durchfälle alleine nicht zu erklären sind, sollten Anlass für weitere diagnostische Maßnahmen sein.

Frühere Operationen oder Krankheiten im Bereich des Analkanals oder des Darmtraktes können in Verbindung mit einer latenten oder bereits manifesten Stuhlinkontinenz Hinweise auf Schädigungen des Schließmuskels sein. Auch eine familiäre Belastung bezüglich einer Darmkrebserkrankung sollte unbedingt zu weiterführenden Maßnahmen, zum Beispiel einer Koloskopie, hinführen.

Auch die Fragen nach Allergien sind wichtig, vor allen Dingen im Hinblick auf eine eventuell notwendige Verödung zur Behandlung von inneren Hämorrhoiden. Die Allergierate auf Chinin, ein altes und heute nicht mehr gebräuchliches Verödungsmittel, ist hoch und nicht zu unterschätzen. Allerdings gibt es mittlerweile andere Medikamente die eine weitaus geringere Allergierate als Chinin haben. Hilfreich in diesem Zusammenhang können Fragebögen sein, da Patienten oftmals aufgeregt sind, wenn sie dem Arzt gegenüber sitzen. In der beschaulichen Zurückgezogenheit können die entsprechenden Fragen genauer durchdacht werden und führen so zielgerichtet zu einer etwas genaueren Anamnese. Ein weiterer Vorteil besteht darin, dass die Fragen standardisiert sind und für eine spätere statistische Auswertung zur Verfügung stehen. Die Fragebögen zur Auslassstörung bzw. Inkontinenz finden Sie auf Seite 29 und 30.

---

3   lat. obstipatio, das Gedrängtsein

Outlet Obstruction - Fragebogen

Prof. Dr. Peter Prohm

Chirurg - Koloproktologe
Friedrichstr. 51
42105 Wuppertal

Name
ID:
Beginn / Datum

	Tag 1	Tag 2	Tag 3	Tag 4	Tag 5	Tag 6	Tag 7	Tag 8	Tag 9	Tag 10	Tag 11	Tag 12	Tag 13	Tag 14
Stuhlhäufigkeit														
müssen Sie Pressen														
haben Sie harten Stuhlgang														
haben Sie das Gefühl, dass der Darm sich nicht komplett entleert														
müssen Sie mit dem Finger nachhelfen (Druck über die Scheide, Ausräumung)														

Bitte nur mit Strichen protokollieren!!!!

Rom II- Kriterien erfüllt   Ja / Nein
(Arzt)

4. Anamnese

Inkontinenzfragebogen

Name

ID:

Beginn / Datum

	Tag 1	Tag 2	Tag 3	Tag 4	Tag 5	Tag 6	Tag 7	Tag 8	Tag 9	Tag 10	Tag 11	Tag 12	Tag 13	Tag 14
Stuhlhäufigkeit														
Unfreiwilliger Abgang von: Festem Stuhl														
Unfreiwilliger Abgang von: Dünnem Stuhl/Nachschmieren														
Unfreiwilliger Abgang von: Blähungen														
Gebrauch von Vorlagen:														
Wie oft können Sie das Haus nicht verlassen:														

Bitte nur mit Strichen protokollieren!!!!!

- 30 -

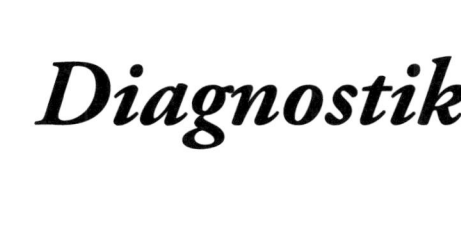

Diagnostik

Diagnostik

Wichtig, um zielgerichtet eine exakte Diagnose und damit auch eine erfolgreiche Therapie zu erreichen, ist eine sorgfältige und exakte Untersuchung. Ein Untersuchungsgang in mehreren Schritten hat sich hier bewährt. An erster Stelle sollte die Inspektion der Analregion stehen. Wichtig ist auch das Verhalten des Afters bei verschiedenen Funktionszuständen: so sollte der Patient zum Pressen aufgefordert werden, ebenso zur Kontraktion und zum Kneifenlassen des Schließmuskels. Äußere Unregelmäßigkeiten der Haut sollten sorgfältig abgetastet werden, oftmals kann sich hinter einem unscheinbaren Pickel oder Hautunreinheit ein beginnendes Analkarzinom verbergen.

Nachdem die äußere Untersuchung abgeschlossen ist, wird mit dem Finger der innere Analkanal abgetastet. Hier kann man Knotenbildungen feststellen ebenso wie Entzündungen. Auch gibt der Patient bei entsprechend vorliegenden krankhaften und schmerzverursachenden Befunden Schmerzäußerungen von sich, so dass man näher nach einem Abszess oder einer Fissur forschen muss.

Ein weit verbreiteter Irrtum besteht darin, dass man Hämorrhoiden ertasten kann. Hämorrhoiden unterscheiden sich nicht von der normalen Darmschleimhaut. Auch wenn sie vergrößert sind, ist die weiche Hämorrhoidenoberfläche nicht von der sie umgebenden Darmschleimhaut zu unterscheiden. In seltenen Fällen kann man bereits durch die Tastuntersuchung des Mastdarmes einen Mastdarmkrebs ertasten. Aus diesem Grunde sollte diese wichtige Untersuchung niemals unterbleiben. Ein Arzt, der ohne Tastuntersuchung des Enddarms den Rezeptblock zückt und Hämorrhoidenzäpfchen verordnet, handelt grob fahrlässig und begeht einen Behandlungsfehler.

Die weitere Untersuchung besteht in der Einführung von kurzen Röhren in den Analkanal. Diese können verschiedene Längen haben und verschiedene Durchmesser. Es ist klar, dass die Untersuchung bei Kindern kleinere Instrumente erfordert als bei Erwachsenen. Neben dem klassischen Proktoskop, welches röhrenförmlig aufgebaut ist, gibt es noch das so genannte Spreizspekulum, welches enorm wichtig ist um innere Fisteln oder Krypten aufzuspüren. Dies ist mit einem normalen Proktoskop nicht möglich.

Ein längeres Instrument, welches den gesamten Mastdarm abklären kann ist das Rektoskop, allerdings wird dies nur noch selten benutzt, da es mittlerweile flexible Instrumente gibt, die nicht nur den kompletten Mastdarm, sondern den gesamten Darm bis zum Dünndarm abklären können. Dies nennt man dann Koloskop und die entsprechende Untersuchung Koloskopie.

Eine moderne Untersuchungsmethode ist die Manometrie (Abb 5.4, Abb 5.5), mit der Druckwerte innerhalb des Analkanals und des Mastdarms abgenommen werden können. Der Patient wird bei der Untersuchung aufgefordert zu pressen und zu kneifen, so dass die entsprechenden Druckveränderungen Rückschlüsse auf die Kontinenzleistung zulassen. Auch ein so genannter Anismus, ein pathologisches Reflexverhalten des Schließmuskels, ist hiermit festzustellen.

Eine weitere wichtige Untersuchung, um die Nervenversorgung des Schließmuskels zu überprüfen, ist das EMG, das Elektromyogramm, welches Aufschlüsse über die Nervenleitung zum äußeren Schließmuskel hin zulässt. Hier kann sehr schön festgestellt werden ob ein Nervenschaden für die Inkontinenz bzw. den Verlust der Schließmuskelfunktion verantwortlich ist oder nicht.

Ein anderes, extrem wichtiges Verfahren, ist die Endosonographie, die Aufschluss über die muskulären Strukturen ergibt

(Abb.5.1). Hierbei können sehr gut Schließmuskeldefekte aber auch Anomalien des Beckenbodens, wie Senkungen und geburtsbedingte Läsionen des Beckenbodens festgestellt werden. Leider wird diese Untersuchung nur in sehr wenigen Spezialpraxen durchgeführt. Mittlerweile gibt es High End Sonographiegeräte, die dreidimensionale Bilder des Enddarmes und der Schließmuskelverhältnisse aufzeigen können (Abb 5.3). In meiner Klinik haben mein ehemaliger Oberarzt Dr. Kowallik und ich sehr früh mit dieser Untersuchungstechnik angefangen. Ein Niederschlag fand diese intensive Phase in einem Buch, und zwar dem ersten 3D-Atlas der Endosonographie des Beckenbodens (ISBN-10: 3941022075). Auch die Diagnostik von Mastdarmgeschwülsten ist durch die Endosonographie sehr erleichtert worden. Oftmals kann bereits durch diese Untersuchung eine Entscheidung herbeigeführt werden ob ein Tumor **vor** der Operation bestrahlt werden sollte oder nicht. Hierdurch wird eine Verkleinerung des Tumors erreicht, er kann dann besser und radikaler operiert werden. Die Untersuchungsmethode hat vor allen Dingen auch den Vorteil, dass sie im Sitzen oder im Stehen durchgeführt werden kann (Abb 5.2). Hierdurch können physiologische Abläufe der Stuhlentleerung simuliert werden, die bei der Kernspintomographie, die üblicherweise im Liegen durchgeführt wird, nicht möglich sind. Röntgenuntersuchungen sind, bedingt durch den rasanten Anstieg und Erfolg der Koloskopie mittlerweile fast entbehrlich geworden. Bei der Diagnostik der schweren Verstopfung (Obstipation) hat sie noch einen Nutzen, ebenso bei der Diagnostik der Divertikulose.

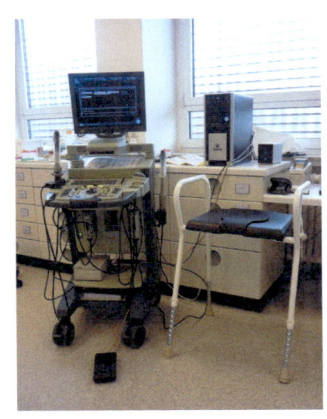

Abb. 5.1: Untersuchungseinheit für den
3D Ultraschall des Beckenbodens

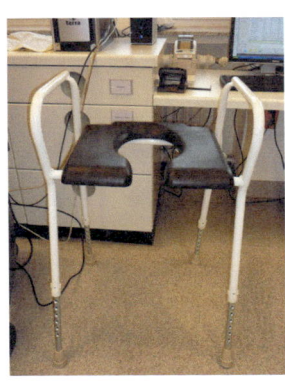

Abb. 5.2: Spezialstuhl für die Ultraschall-Untersuchung im Sitzen

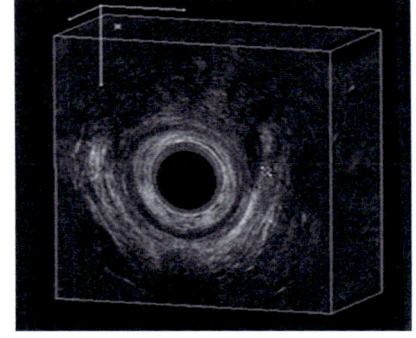

Abb. 5.3: typisches 3D-Sonogramm des Analkanals in Höhe des Beckenbodens

5. Diagnostik

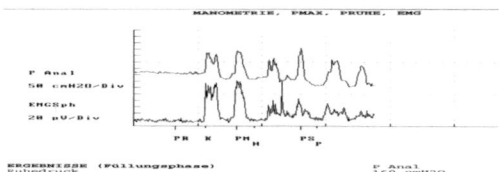

Abb. 5.4: Manometrie mit gleichzeitiger Ableitung EMG

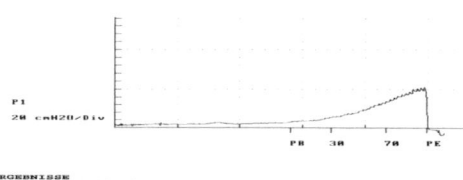

Abb. 5.5: Durchzugs-Manometrie

Koloskopie

6. Koloskopie

Die ansteigenden Fälle an Dickdarm- und Enddarmkrebs bis zum Jahre 2000 waren schon beunruhigend. Während man den Ursachen nicht so recht auf die Spur kam - viele Faktoren wurden diskutiert, in Erwägung gezogen und wieder verworfen - begann sich die Erkenntnis durchzusetzen, dass die Vorstufen der bösartigen Erkrankung, die Polypen mit all ihren Vor- und Zwischenstufen per Endoskop entfernt werden könnten. Bereits im Jahre 1995 habe ich in einer chirurgischen Fachzeitschrift gefordert, bei Blutabgängen aus dem After eine komplette Dickdarmspiegelung durchzuführen und somit mögliche Vorstufen des Dickdarmkrebses zu entfernen. Diese Forderung wurde durch die wissenschaftliche Untersuchung eines Doktoranden untermauert. Im Jahre 2002 war es dann soweit: die Koloskopie wurde als Früherkennungs - Maßnahme durch die kassenärztliche Vereinigung anerkannt und konnte flächendeckend, wie von mir damals gefordert, eingeführt werden. Im Jahre 2010 wurden erstmals Ergebnisse dieser Früherkennungs Maßnahmen veröffentlicht (Deutsches Ärzteblatt): durch die Koloskopie konnten 98.734 Darmkrebsfälle verhütet werden und 47.168 Darmkrebserkrankungen frühzeitig, d.h. in einem heilbaren Stadium, entdeckt werden. Die verhüteten Fälle stellten allesamt fortgeschrittene Polypen dar, die über das Endoskop entfernt und feingeweblich untersucht werden konnten. Leider war die Teilnahmequote mit 3 % doch sehr niedrig, der Dickdarmkrebs könnte, wäre die Teilnahmequote höher, in Deutschland deutlich mehr zurück gedrängt worden sein. Die Dickdarmkrebshäufigkeit selbst ist seit Einführung der Vorsorge Koloskopie auch deutlich zurück gegangen. Während das Statistische Bundesamt im Jahre 2000 noch 252.704 Dickdarm- und Enddarmkrebse meldete war dies bis zum Jahre 2009 weiterhin rückläufig: hier waren es nur noch 174.074 Kranke, wahrscheinlich ein Erfolg der Vorsorge. Allerdings verstarben immerhin noch 17.501 Patienten an ihrem bösartigen Tumorleiden. Die Datenlage ist also eindeutig und zeigt, dass die Vorsorge - Dickdarmspiegelung (=Koloskopie) nicht nur eine sinnvolle, sondern auch äusserst effektive Massnahme ist. In der Hand des geübten Endoskopikers hat die Untersuchung auch längst ihren Schrecken verloren. Mittlerweile kann die Untersuchung bei nicht zu kurvigem Dickdarmverlauf sogar ohne einschläfernde Medikamente oder gar Narkose durchgeführt werden. Besonders bei Dickdarmkrebs in der Familie ist es wichtig die Untersuchung durchzuführen, da mittlerweile ein gewisser erblicher Mechanismus bekannt ist. Die Wertigkeit der Früherkennungs-Koloskopie ist aber auch in den Medien präsent und wird anerkannt, so dass sich auch Prominente in den Dienst der guten Sache stellen und diese in Werbemassnahmen unterstützen. Die Bevölkerung sollte sich dieses Instrumentes der Gesundheitsvorsorge bewusst sein und es nicht leichtfertig aus der Hand geben.

Doch wie funktioniert nun eine Koloskopie? In der Vorbereitungsphase ist es extrem wichtig, den gesamten Dickdarm sauber zu bekommen. Nur dann können auch feinste Veränderungen der Darmschleimhaut gesehen werden, ebenso wie winzige Polypenknospen oder ganz flache Polypen, die, wenn sie von einer dünnen Schleim oder Codeschicht überzogen sind, nicht sichtbar sind. Während früher drastische Abführmaßnahmen getroffen werden mussten, zum Beispiel eine Trinkmenge von 4 l einer Lösung von Polyethylenglykol, verläuft das Abführen heute sehr viel entspannter vor sich. In der Regel reicht 1 l einer Abführflüssigkeit am Vorabend der Untersuchung, ein weiterer Liter in der Früh des Untersuchungstages, so dass dann die Untersuchung selbst gegen Mittag oder später durchgeführt werden kann. Unter diesem Regime ist in der Regel eine exzellente Darmreinigung möglich. Ist der Patient dann nach der Darmreinigung zur Koloskopie bereit, wird einen Infusion angelegt um im Notfall kreislaufstabilisierende Medikamente spritzen zu können. Über diesen Zugang kann natürlich auch ein Beruhigungmittel oder ein Schmerzmittel injiziert werden, so dass der Patient die Untersuchung problemlos verträgt. Ich halte es so, dass die Patienten nach Anlegen der Infusion angeboten bekommen, es ohne Spritze zu versuchen. Ein Großteil der Patienten nimmt dieses Angebot an; wird die Untersuchung jedoch unangenehm oder schmerzhaft, können die entsprechenden Medikamente über den Zugang gespritzt werden. Folgendes sollte man jedoch wissen: werden die entsprechenden Medikamente gespritzt, ist der restliche Tag „hinüber".

An dieser Stelle erzähle ich immer ganz gerne die Geschichte, wie ein Patient in der Klinik nach der Koloskopie die Unwahrheit sagte und angab seine Frau würde ihn in der Cafeteria des Krankenhauses abholen. Dies war natürlich nicht wahr und der Patient fuhr mit dem eigenen Auto nach Hause (?). Er rief mich in den späten Nachmittagsstunden an mit den Worten: „Herr Professor, was haben sie mit mir gemacht? Ich bin jetzt hier in Kassel und weiß nicht, wie ich hergekommen bin?"

Wichtig ist auch, dass der Patient abgeholt wird und sicher nach Hause geleitet wird. In der Regel schläft er sich dort aus und ist anschließend wieder relativ fit. Nach den Vorbereitungen erfolgt dann erst einmal eine gründliche rektale Untersuchung um im Enddarmbereich irgendwelche Infektionen (Abszesse, Thrombosen oder andere pathologischen Befunde) zu entdecken. Sodann erfolgt die Einführung des Instrumentes (in der Regel ein 1,60 m langes Koloskop) und vorsichtiges Vorgehen in den Sigmabereich hinein. Hier ist die erste kritische Stelle zu verzeichnen: der Übergang von dem Mastdarm in das Sigma. Oft sind Verwachsungen vorhanden, so dass die Sigmaschleife nicht oder nur mit erheblichem Kraftaufwand aufzudrehen ist. Manchmal muss man mit ziemlicher Gewalt vorgehen um diese kritische Stelle zu überwinden. Hier sind auch, wenn eine Perforation auftritt, die häufigsten Komplikationen zu verzeichnen. Ist diese Passage überwunden, gelangt man problemlos in den absteigenden Dickdarmanteil und nähert sich der zweiten kritischen Stelle: das ist die so genannte linke Flexur, die Kurve vor der Milz, wo der absteigende Dickdarm in den Querdarm übergeht. Nicht selten hängt dieser Querdarm bei besonders schlanken Menschen tief in den Unterbauch herunter, so dass hier eine weitere Schleife zu überwinden ist.

Die nächste kritische Kurve ist in der Leberregion (rechte Flexur) zu finden. Wenn diese überwunden ist, gelangt man in den aufsteigenden und beginnenden rechtsseitigen Dickdarmanteil und kann den Eingang des Dünndarmes in den Dickdarm betrachten. Besteht der Verdacht auf eine chronisch entzündliche Darmerkrankung kann man hier das Endoskop durch die Klappe (Valvula Bauhini) in den Dünndarm hineinführen und das letzte Stück (terminales Ileum) inspizieren. Bei Bedarf können hier auch Proben entnommen werden um eine feingewebliche Diagnose zu erhalten. Zur Sicherung einer Diagnose, besonders beim M.Crohn ist das unerlässlich. Dies gilt im übrigen auch für den gesamten Dickdarm. Sodann wird rückwärtsgehend der gesamte Dickdarm inspiziert, wobei man tunlichst sämtliche Falten inspizieren sollte. Nicht selten befinden sich hinter einer Falte kleine harmlose Polypen, die jedoch abgetragen werden sollten. Dies kann entweder mit einer PE- Zange oder mit der Schlinge erfolgen. Auch hier im Dickdarm kann eine chronisch entzündliche Darmerkrankung diagnostiziert werden. Auch zu diesem Zweck werden hier Proben entnommen und einer feingeweblichen Untersuchung zugeführt.

Die Komplikationsrate bei der Untersuchung ist gering. Bei Operationen und Verletzungen des Darmes treten nur bei einer Vorschädigung des Dickdarmes, zum Beispiel durch eine ausgeprägte Divertikel-Bildung, oder nach Abtragung von großen Polypen statt. Wichtig ist, dass die Komplikationen dann sofort behandelt werden, da der Darm völlig sauber ist. Mit einer Bauchfellentzündung ist zu diesem Zeitpunkt nicht zu rechnen und der Defekt in der Darmwand kann, wenn möglich auch minimal invasiv, verschlossen werden. Gefährlich wird es erst, wenn der Defekt nicht sofort festgestellt wird, sondern der Patient womöglich erst nach Stunden

6. Koloskopie

mit Bauchschmerzen die Klinik aufsucht. In der Regel ist aber dann noch ein komplikationsloser Verschluss des Defektes möglich, ohne die Anlage eines künstlichen Darmausgangs.

Analekzem

7. Analekzem

Am häufigsten kommt in der proktologischen Praxis das Analekzem[1] vor. Dieses ist keine Erkrankung an sich sondern oftmals Folge von anderen Erkrankungen und somit ein Symptom. Vielfältigste Ursachen können zum Analekzem führen. Am häufigsten sind so genannte kumulativ toxische Ursachen. Eine chronische Zuführung von lokal unverträglichen Stoffen provoziert eine Antwort der Haut, die sich nun als Analekzem äußert. Hierzu zählen nicht nur die bereits bekannten Hämorrhoiden, sondern auch Feigwarzen, die Stuhlinkontinenz, Fisteln und Fissuren mit chronischen Sekretabsonderungen. Aber auch allergische Reaktionen im Analbereich sind nicht selten. Das können als Verursacher nicht nur Hämorrhoidensalben, Intimsprays, Duschlotionen sein, vor allen Dingen sind die in jüngster Zeit immer häufiger angewandten Feuchttücher zu nennen. Die Zeitschrift Öko-Test nahm sich aktuell (Öko-Test Jahrbuch 2010) 14 feuchte Toilettenpapiere vor, nur 5 konnten sehr gute bzw. gute Noten erhalten. Das Hauptproblem war hierbei, dass Formaldehyd bzw. Formaldehydabspalter als Beimischung vorhanden waren, die eine unangenehme Reizung der Haut hervorrufen können. Einige Feuchttücher enthielten den Stoff Methylisothiazolinon, einen Allergie-auslösenden Stoff. Das entsprechende Toilettenpapier wurde hingegen als hypoallergen bezeichnet, dies entspricht genau dem Gegenteil. Aber auch Lebensmittelunverträglichkeiten und andere Stoffe, die Allergien auslösen, können zum Analekzem hinführen.

Die Diagnose ist recht einfach: der Patient klagt über einen heftigen Juckreiz, im Analbereich sind Rötungen als lokale Entzündungszeichen und eventuell Kratzspuren festzustellen. Nicht selten sieht die Haut zusätzlich noch feucht, glänzend und speckig aus.

Im akuten Stadium ist eine symptomatische Behandlung erforderlich um zu allererst den quälenden Juckreiz zu beseitigen. Hier sind kortisonhaltige Salben äusserst hilfreich da sie die akuten Ent-

---

1 griechisch: ἔκζεμα ekzema =Aufgegangenes

zündungsprobleme in relativ kurzer Zeit beheben können. Kurzfristig angewandt, sind Korisonpräparate sehr effektiv. Die Verteufelung des Kortisons beruht meistens aus Unkenntnis der phamakologischen Tatsachen heraus. Ideologisch gefärbte Ansichten, meistens aus der Ecke von Naturheilaposteln ohne richtige fundierte akademische Kenntnisse, verstärken dies. So wird das „böse" Kortison in unserer Nebennierenrinde produziert, ist also ein körpereigener Stoff. Fehlt dieser oder wird er nur unzureichend gebildet, folgen zwangsläufig ernste Erkrankungen. Bei einigen ernsthaften akuten Erkrankungen, wie z.Bsp. im allergischen Schock, ist das Kortison die einzige Möglichkeit, das Leben des schwer erkrankten Patienten zu retten.

Ist das akute Stadium überwunden, sollte vordringlich die Grunderkrankung, die hinter dem Analekzem steht, behandelt werden.

Hierzu zählt bei Durchfallerkrankungen die zielgerichtete Behandlung des Durchfalls. Vor allen Dingen ist eine sorgfältige Diagnostik erforderlich um die Ursache des Durchfalls aufzudecken. Nicht selten stecken entzündliche Darmerkrankungen dahinter, die einer ganz spezifischen Therapie bedürfen. Hier stellt das Kortison oftmals die letzte Rettung des schwerkranken Patienten im akuten, lebensbedrohlichen Schub, dar. Eine akute, explodierende Kolitis ulcerosa mündet nach Beseitigung der akuten Schocksymptomatik (toxisches Megakolon) häufig in einer Entfernung des gesamten Dickdarmes.

Doch nun zurück zu den etwas profaneren Erkrankungen: Eine allergische Austestung bei Kontakt Ekzemen ist unbedingt erforderlich. Hier besteht die Behandlung in der Ausschaltung des allergieerzeugenden Stoffes. Eine sorgfältige Untersuchung des Enddarmes sollte dem jedoch immer vorausgehen. Proktologische Grunderkrankungen, wie Hämorrhoiden, eine Fistel oder Fissur müssen therapeutisch angegangen werden, da ohne Beseitigung des Grundübels das Ekzem wieder auftreten wird, so sicher wie das Amen in der Kirche.

Häufig ist das Analekzem eine Begleiterscheinung bei einem bislang unerkannten Hämorrhoidalleiden. Selbstverständlich ist ohne Beseitigung der Hämorrhoiden eine definitive Therapie des Analekzem unmöglich. Auch eine mangelnde Analhygiene sollte in Erwägung gezogen werden. Dies kann nicht nur mit einer definitiven mangelhaften Säuberung des Afters zusammenhängen, auch ernsthafte Probleme können dahinterstecken. Patienten mit einer Inkontinenzproblematik suchen sehr häufig erstmalig die Sprechstunde auf um ihr Analekzem behandeln zu lassen. Erst zögerlich nennen sie den wahren Grund ihrer Beschwerden, nämlich die Unfähigkeit, den Stuhl halten zu können. Auch hier sind zahlreiche therapeutische Optionen vorhanden die Stuhlinkontinenz in den Griff zu bekommen. Dies sind in erster Linie konservative Massnahmen um die Schliessmuskulatur zu kräftigen. Nicht nur unser Bizeps wird im Alter schwächer und masseärmer, auch der Schließmuskel lässt im Laufe der Lebensjahre nach. Weiter kommen chirurgische Maßnahmen in Frage, die Schließmuskelfunktion zu verbessern bis hin zur Einpflanzung von Schrittmachersystemen oder einem künstlichen Schliessmuskel. Doch dazu später mehr.

Nicht selten sind Infektionskrankheiten, häufig Würmer, die Ursache für den quälenden Juckreiz. Besonders, wenn kleine Kinder im Haushalt leben, sollte immer an die Möglichkeit der kleinen Mitbewohner des Darmtraktes gedacht werden. Die Diagnose ist relativ einfach: sehr oft findet man die Würmer außerhalb des Afters herumkrabbeln oder man entdeckt sie bei der Endoskopie. Alternativ, falls dies nicht zum Erfolg führt, wird mit Tesafilm ein Abklatsch vom After gemacht und unter dem Mikroskop untersucht, dann findet man die Eier der Oxyuren (Würmer).

Eine definitive Behandlung des Grundübels ist erforderlich, die Durchführung einer Wurmkur ist oftmals ausreichend. Zusätzlich muss über die entsprechenden Hygienemaßnahmen unterrichtet werden, da die Übertragung auf dem Wege der Schmierinfektion erfolgt. Hierzu zählen kontaminierte, nicht saubere Handtücher, unzureichendes Händewaschen aber auch das Herzen und Küssen kleiner Kinder.

Ein wesentlicher Bestandteil der Behandlung des chronischen Analekzems besteht in einer umfassenden Aufklärung des Patienten über die notwendige Analhygiene. Nicht nur das Weglassen von möglicherweise allergieauslösenden Stoffen ist erforderlich, sondern auch die bereits bekannten Feuchttücher, auch Waschlotionen zählen hierzu. Eine Reinigung mit Wasser und anschließendes trocken Tupfen ist völlig ausreichend. Da häufig der natürliche Säureschutzmantel der Haut durch das übermäßige Waschen, man kann in Extremfällen schon von Waschzwang reden, zerstört worden ist, muss dessen Wiederaufbau als vordringlich erachtet werden. Hierzu zählt eine Abdeckung der erkrankten Region mit einer dicken Zinkpaste, ich empfehle meinen Patienten immer die Nacht Cremes für wunde Kinder-Popos. Nach spätestens 4 Wochen hat sich ein erneuter Säureschutzmantel der Haut aufgebaut.

Bei übermäßiger Feuchtigkeitsabsonderung ist die Einlage von Watte oder Mullkompressen hilfreich. Wichtig ist in jedem Fall die Untersuchung der After Region durch einen Spezialisten, da das Analekzem nur das Symptom, aber nicht die Ursache der Erkrankung darstellt.

Aber auch eine übermäßige Analhygiene alleine kann die Ursache für ein Analekzem darstellen. Es gibt Patienten, denen reicht es nicht aus, im Analbereich sauber zu sein, sie wollen rein, besser noch steril sein. Dies ist nicht möglich, da die Ausscheidungsprodukte, die den After verlassen, ein Sammelsurium an Bakterien und

Pilzen darstellt. Wird nun durch die übermäßige Analhygiene der natürliche Säureschutzmantel der Haut zerstört, ist dies der ideale Nährboden für eben diese Bakterien und Pilze. Gefördert wird die Entstehung des Analekzems zusätzlich noch durch eine ausgeprägte Faltenbildung im Analbereich, den Marisquen. Häufig sind dies Restzustände nach abgelaufenen Perianal - Venenthrombosen. Der Thrombus löst sich durch das Gegenteil der Blutgerinnung, der Fibrinolyse, auf und der äussere Hautmantel oder -sack bleibt zurück. Je nachdem, wie ausgeprägt die Marisquen sind, stellen diese einen ausgezeichneten Nährboden für alles dar, was im Darm so kreucht und fleucht und sich außerhalb des Darmes, im Afterbereich, richtig wohlfühlt.

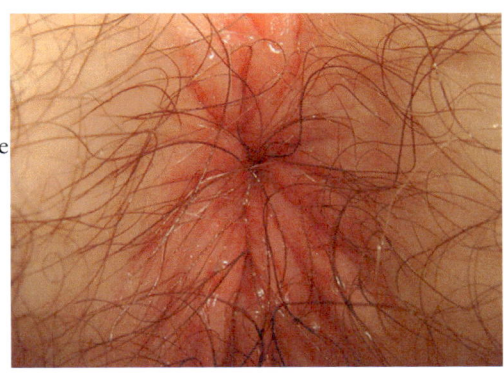

Abb. 7.1: Ein sogenannter „Pavian-Anus". Durch übermässiges Waschen wird der natürliche Säureschutzmantel zerstört

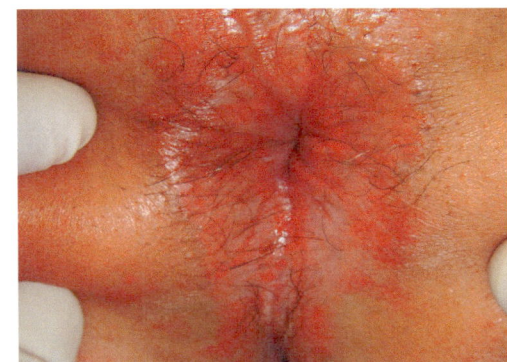

Abb. 7.2: Allergisches Kontaktekzem

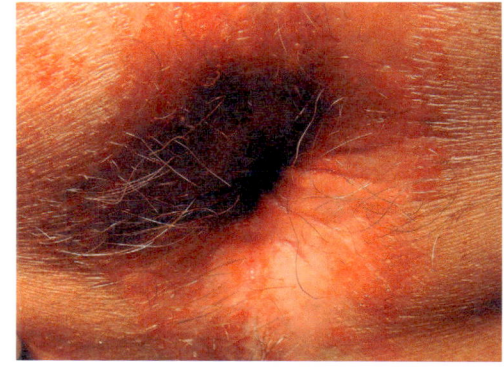

Abb. 7.3: Allergisches Kontaktekzem

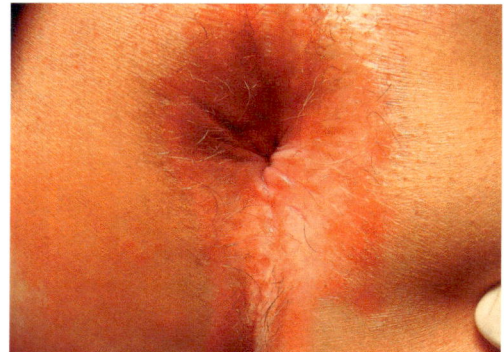

Abb. 7.4: Analmykose (Pilz)

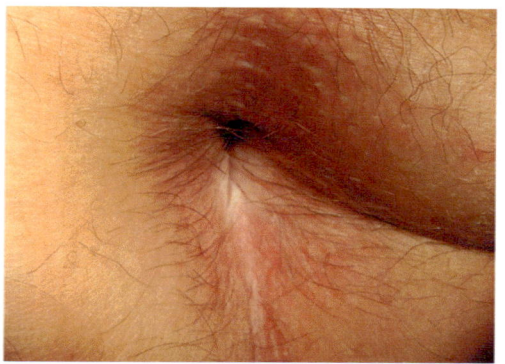

Abb. 7.5: beginnende Psoriasis
(Schuppenflechte)

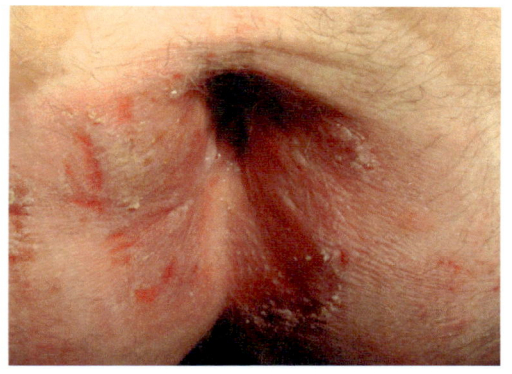

Abb. 7.6: fortgeschrittene Psoriasis (Schuppenflechte)

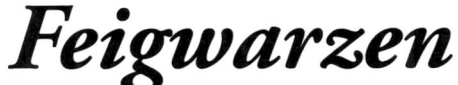

8. Feigwarzen

Feigwarzen tauchen in jüngster Zeit immer häufiger auf. Auch aus eigener chirurgischer Erfahrung ist bekannt, dass Feigwarzen oder auch Condylomata acuminata, früher relativ selten waren und, wenn sie vorkamen, nur bei Risikogruppen. In jüngster Zeit haben diese Erkrankungen sehr zugenommen, auch heterosexuelle Patienten, insbesondere Frauen, klagen immer häufiger über das Auftreten von Condylomata acuminata. Die Condylomata acuminata zählen zu den sexuell übertragbaren Krankheiten und werden durch Viren insbesondere HPV 6 und HPV 11 hervorgerufen. Neben den klassischen Feigwarzen kommen auch außergewöhnliche Formen vor, so zum Beispiel der so genannte Buschke- Löwenstein Tumor, der den gesamten Analbereich befallen kann. Warum kommt es nun zu einem bevorzugten Befall der Analregion? Dies kann durch mehrere Faktoren begünstigt werden: hierzu zählt der Diabetes, begleitende Pilzinfektionen, ein besonders feuchtes Milieu und natürlich auch eine erworbene Immunschwäche.

Bedingt durch die Bevorzugung feuchter Gegenden findet man die Condylomata acuminata neben der besonderen Häufung in der Analregion aber auch im Genitalbereich. Bei proktologischen Patienten muss immer der Analkanal inspiziert werden ob die Condylomata acuminata sich auch nach intraanal ausgebreitet haben. Häufig werden diese intraanalen bzw. intrarektalen (innerhalb des Mastdarmes) Condylomata acuminata vergessen, so dass das Wiederauftreten der Feigwarzen vorprogrammiert ist. Die Beschwerde-Symptomatik ist fast klassisch: sehr häufig führt ein heftiger Juckreiz die Patienten zum Arzt, häufig werden sie auch als Hämorrhoiden fehl gedeutet. Dies erfolgt nicht nur durch die Patienten selbst, die zuallerletzt an eine Infektion denken, sondern auch durch den Arzt oder Heilpraktiker, die sich in proktologischen Krankheitsbildern nicht auskennen.

Nicht selten führen auch mechanische Alterationen und daraus folgend, heftige Blutungen den Patienten zum Proktologen. Werden die Feigwarzen nicht adäquat behandelt können sie sich zu tumorartigen, breitflächigen, riesengroßen Condylomata acuminata ausbilden. Feingeweblich, die Warzen werden nach der Entfernung unter dem Mikroskop durch den Pathologen untersucht, erscheint das Bild eines gutartigen Tumors.

Aber auch Übergänge in bösartige Hautkrebszellen sind im eigenen Krankengut vorgekommen. Die Behandlung besteht im Frühstadium durch Auftupfen von Virus-hemmenden Lösungen (Podophyllotoxin), im Spätstadium und weit fortgeschrittenen Fällen hilft nur die chirurgische Abtragung. Wichtig hierbei ist eine engmaschige Kontrolle, da das Wiederauftreten der Feigwarzen in sehr vielen Fällen vorkommt. Ist dies der Fall, kann mit einem elektrischen Messer unter Lokalbetäubung die Warze oder auch mehrere breitflächige Condylome abgetragen werden. Auch an die Partnerbehandlung muss gedacht werden, da die sexuelle Übertragbarkeit gegeben sein kann.

8. Feigwarzen

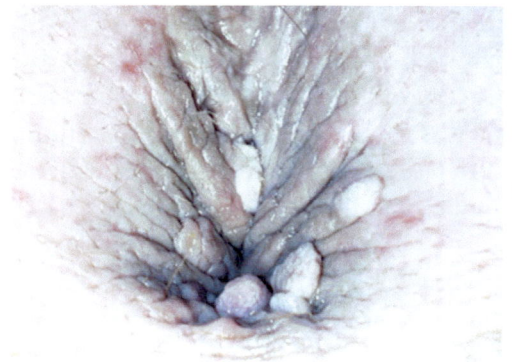

Abb. 8.1: vereinzelte Feigwarzen am Eingang des Analkanals

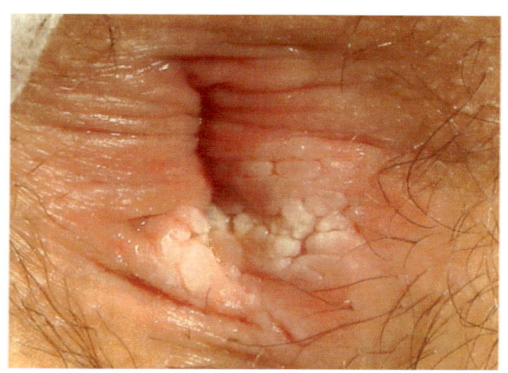

Abb. 8.2: etwas breitflächiger wachsende Feigwarzen am Eingang des Analkanals

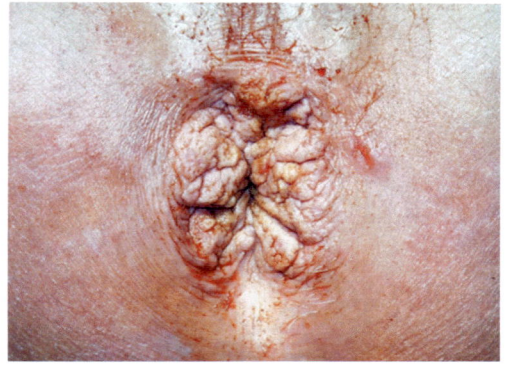

Abb. 8.3: breiter Rasen an Feigwarzen

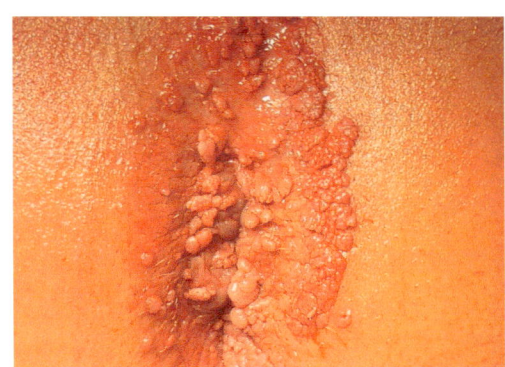

Abb. 8.4: ein feiner Rasen an Feigwarzen

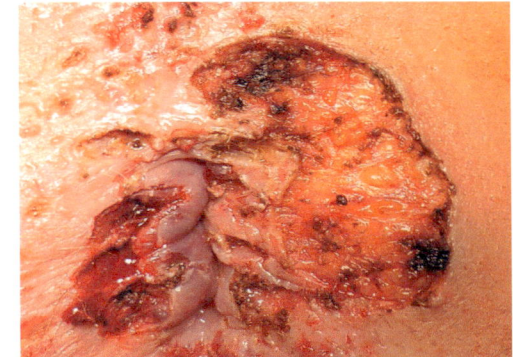

Abb. 8.5: nach Entfernung

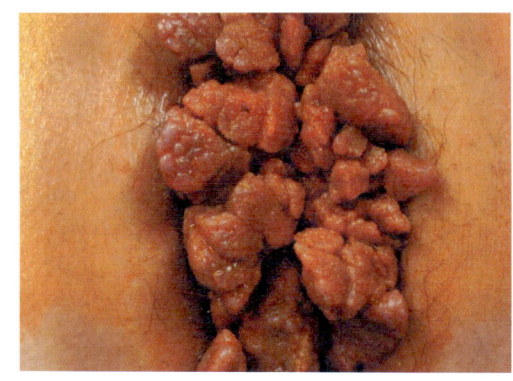

Abb. 8.6: Buschke-Löwenstein

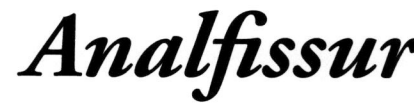

Analfissur

Die Analfissur stellt ein äußerst schmerzhaftes Ulkus im Bereich des Analkanals dar. Man unterscheidet hier die akute von der chronischen Analfissur. Die Unterscheidung ist wichtig da die Therapie bei beiden Fissurarten völlig verschieden ist. Während die akute Analfissur meist ein vorübergehendes Ereignis ist und mit konservativen Maßnahmen zu beherrschen ist, stellt die chronische Analfissur ein etwas ernsteres Leiden dar. Wie entsteht nun eine Analfissur? Hierüber gibt es die verschiedensten Theorien. Am wahrscheinlichsten ist eine oberflächliche Verletzung der sensiblen Analhaut durch harten Stuhlgang (auch an Analverkehr muss hierbei gedacht werden, wir sind ja aufgeklärt). Denkbar ist auch eine Entzündung einer Analkrypte, so dass sich von hier aus auch eine Fissur entwickeln kann. Doch nun zur Behandlung: bei der akuten Analfissur reichen im Prinzip stuhlregulierende Maßnahmen und eine lokale Behandlung mit schmerzstillenden Salben aus. Der Stuhlgang sollte auf keinen Fall zu hart sein, da das erneute Aufreissen einer vielleicht gerade zuwachsenden Wunde schmerzhaft sein kann. Eine lokale Pflege mit Wasser und Trockentupfen mit weichen Tüchern oder Mull sollte ausreichend sein, zusätzlich, wie bereits erwähnt, lokal schmerzlindernde Salben. Meinen Patienten rate ich immer zu einem kleinen Trick: falls das Gefühl der nahenden Stuhlentleerung kommt, sollte die Salbe 5 Minuten vor dem zu erwartenden Toilettengang aufgetragen werden, die Stuhlentleerung ist dann kein Problem mehr, da eine ausreichende lokale Betäubung vorliegt. Auf keinen Fall sollte man mit Toilettenpapier die oberflächliche Wunde immer wieder aufreissen, Feuchttücher sind ebenfalls verboten (siehe Kapitel über das Analekzem). Diese Therapie reicht in der Regel völlig aus eine akute Analfissur innerhalb von wenigen Tagen abheilen zu lassen.

Bei der chronischen Analfissur ist der Fall völlig anders: hier kommt es durch die lang anhaltende chronische Entzündung zur Ausbildung einer Fistel, die in einer so genannten Vorpostenfalte mündet. Dies ist ein Hautläppchen welches auf den Eingang zur

9. Analfissur

chronischen Analfissur hinweist. Oft wird diese Vorpostenfalte mit äußeren Hämorrhoiden verwechselt, auch Polypen werden beschrieben obwohl eine chronische Analfissur dahinter steckt. Der Spezialist (Proktologe) erkennt natürlich sofort, was dahinter steckt, andere Ärzte oder selbsternannte Spezialisten erkennen die Fissur in den seltensten Fällen und behandeln mit unwirksamen Maßnahmen. Da diese nicht wirken können, landen die Patienten, bedingt durch die andauernden Schmerzen und frustranen Behandlungsversuche, letztendlich doch beim richtigen Arzt. Oftmals befindet sich am Ende der Analfissur, hoch innerhalb des Analkanals, eine so genannte Analpapille die sehr schmerzhaft sein kann. Das Therapieziel muss sein das Ulkus, nichts anderes stellt die chronische Analfissur dar, vollständig herauszuschneiden, einschließlich der dazugehörigen Vorpostenfalte und der Analpapille. Hierbei muss die oftmals gleichzeitig vorhandene Fistel, die in die Vorpostenfalte hinein führt, mit beseitigt werden. Gelingt dies nicht, ist das Wiederauftreten der Analfissur bereits zum Zeitpunkt der Operation vorprogrammiert.

Früher wurde zur Behandlung der chronischen Analfissur eine Teildurchtrennung des inneren Schließmuskels durchgeführt (laterale Sphincterotomie). Dies hatte den Zweck, den Schließmuskeldruck zu senken. Man hatte nämlich festgestellt, dass Patienten mit einer chronischen Analfissur sehr oft einen krankhaft erhöhten Schließmuskeldruck aufwiesen. Die Methode war sehr erfolgreich, ich habe auch während meiner Zeit als niedergelassener Proktologe in eigener Praxis über 2000 Fissuren auf diese Weise erfolgreich behandelt. Auch homosexuelle Patienten schätzten diese Methode. Nachdem ich einem Patienten den Analkanal mit dieser Methode geweitet habe, er hatte Schmerzen beim perzeptiven Analverkehr, und dieser sehr zufrieden war und für mich Reklame machte, suchten immer mehr Patienten aus dieser Population meine Praxis auf um sich einer „kosmetischen" Operation zu unterziehen. Ich musste seinerzeit viele Patienten abweisen, da richtig kranke Patienten meiner Hilfe bedurften und ich in „kosmetischen" Operationen nicht unbedingt eine Notwendigkeit sah. Das Problem hat sich auch schnell erledigt, da sich herumgesprochen hatte, dass ich nur bei krankhaften Befunden, eben bei einer Analfissur oder bei krankhaften Verengungen des Analkanals, die Operation durchführte. Mittlerweile weiß man aber, dass die Fissur auch durch die einfache Beseitigung, das heißt lediglich Herausschneiden, zur Abheilung zu bringen ist, auf die Schließmuskel-Durchtrennung konnte also verzichtet werden. Für die Operation muss der After kräftig gedehnt werden, selbstverständlich in Narkose oder ausreichender Lokalbetäubung, hierdurch kommt es zu einer Dehnung der Muskulatur und Entkrampfung. Wahrscheinlich reicht das aus um den Druck im Analkanal wirkungsvoll zu senken und die Durchblutung zu verbessern. Im Alter, wenn die Schließmuskelkraft nachlässt, braucht der Mensch sämtliche Fasern des Schließmuskels um nicht in eine Stuhlinkontinenz hinein zu geraten. Das Einkerben des Schließmuskels wird heutzutage aus diesem Grunde auch nicht mehr durchgeführt. Die weitere Behandlung nach der Operation besteht in Stuhl regulierenden Maßnahmen und Wundverbänden, hierunter sollte die Operationswunde relativ rasch abheilen. Auch Sitzbäder mit Kamillezusätzen können hilfreich sein.

Eine weitere Möglichkeit, den Druck innerhalb des Analkanals zu senken, besteht in der so genannten „chemischen" Sphincterotomie. Hierbei wird berücksichtigt, dass beim Entstehen einer chronischen Analfissur ein erhöhter Druck innerhalb des Analkanals vorhanden ist. Am häufigsten kommen Diltiazem und Nitroglycerin zum Einsatz, doch hierzu später. Warum entsteht eine Analfissur immer so häufig bei 6:00 Uhr in Steinschnittlage (Steinschnittlage deshalb, da im Mittelalter der Lithotomus [Steinschneider], der die Blasensteine herausschnitt, die heutige gynäkologische Lagerung bevorzugte. Die Harnröhre wurde unterhalb der Prostata eingeschnitten um die Instrumente zur Steinentfernung in die Blase zu bringen. Das Wort Anästhesie gab es damals noch nicht, sie können sich vorstellen, was das bedeutete?

Die arterielle Versorgung der Haut im sensiblen Analbereich erfolgt durch Gefäße die durch den Schließmuskel hindurch gehen. Es ist natürlich klar, dass bei einem erhöhten Druck innerhalb des Analkanals, hervorgerufen durch die Schließmuskulatur, auch die Gefäße, die durch den inneren Schließmuskel hindurch gehen, komprimiert werden und der Blutfluss gedrosselt wird. Dadurch kommt es im Bereich der Endstrombahn und bei einem erhöhten Druck zu einer Minderversorgung der Haut, so dass sehr leicht Verletzungen entstehen können. Hinzu kommt, dass bei der Minderversorgung mit Blut die Heilungstendenz extrem schlecht ist. Man weiß dies von den Raucherbeinen. Die arterielle Verschlusskrankheit sorgt dafür, dass in Folge der Unterversorgung mit Blut ein chronisches Geschwür entstehen kann. Das gleiche Prinzip liegt auch bei der Analfissur vor. Auch hier kommt es zu einer Unterversorgung im Bereich der Endstrombahn und ein chronisches Geschwür, eben die Analfissur, entsteht. Ein holländischer Proktologe, W. Schouten, konnte dies durch Laser-Flussmessungen im Analkanal nachweisen. Bei 6 Uhr, wo sich die beiden Gefässäste der beiden seitlichen Arterien treffen und zwar die letzten kleinen Verzweigungen, ist sowieso schon ein Ort der äußerst knappen Blutversorgung. Wenn nun noch die erhöhte Muskelspannung hinzukommt, welche die Blutversorgung abdrosselt, kann eine Heilung der oberflächlichen Verletzung nicht stattfinden und aus der akuten Fissur entwickelt sich eine chronische Analfissur. Das Ulkus wird immer tiefer, da winzige Stuhlpartikel lokal immer wieder Entzündungen hervorrufen. Es entsteht eine kleine Fistel, die sich in die Haut bohrt und so die Vorpostenfalte entstehen lässt. Ist das erst einmal geschehen, sind konservative Maßnahmen fast immer vergebens.

Doch wir wollten über die „chemische" Sphincterotomie sprechen: man stellte fest, dass zwei Substanzen, nämlich Diltiazem und gewisse Nitrokörper, in der Lage waren den Druck innerhalb des

Analkanals zu senken.

1996 konnte ein holländische Proktologe nachweisen, dass die Aufbringung von einer Salbe mit Isosorbid-Dinitrat den Druck im Analkanal deutlich senken konnte. Gleichzeitig wurde die Durchblutung im Enddarm verbessert. Eine lästige Nebenwirkung war jedoch festzustellen: die Patienten litten unter massiven Kopfschmerzen, so dass die Behandlung oft vorzeitig abgebrochen wurde. Bei der Suche nach Alternativen fand man dann eine Substanz, die man aus der Behandlung kranker Herzen kannte: Diltiazem. Im Jahre 2001 berichtete J.S. Knight über die Wirkung von Diltiazem und konnte eine gleich wirksame Drucksenkung und Abheilung der chronischen Fissur feststellen wie bei den Nitrokörpern, aber ohne deren Nebenwirkungen. Mein damaliger Oberarzt H. Dowdani führte eine ähnliche Untersuchung durch. Auch er konnte eine deutliche Drucksenkung mit Diltiazem erreichen, ein Grossteil der Fissuren heilte ohne Operation ab. Mittlerweile sind eine Menge an Publikationen über beide Substanzklassen erschienen, so dass man sich Europa-weit über ein grundlegendes und standardisiertes Vorgehen bei chronischen Analfissuren geeinigt hat. So soll beim erstmaligen Auftreten einer chronischen Analfissur das Vorgehen mit den beiden eben erwähnten Substanzen in Betracht gezogen werden, erst, wenn hier keine Abheilung zu erreichen ist, ist die Operation angezeigt. Die Ergebnisse nach operativer Behandlung sind durchweg gut und in mehreren Untersuchungen bestätigt worden. Auch ich konnte mich im wissenschaftlichen Schrifttum an der Diskussion, und zwar in Buchbeiträgen und wissenschaftlichen Publikationen, rege beteiligen. Kürzlich erschien hierzu eine Arbeit von M.S. Sajid, der Diltiazem und Nitroglycerin verglich und eindeutig eine Überlegenheit von Diltiazem feststellen konnte, so dass man die lokale Auftragung von Diltiazem-Salbe bevorzugen sollte.

9. Analfissur

Abb. 9.1: Hier verbirgt sich die Fissur hinter einer Feigwarze

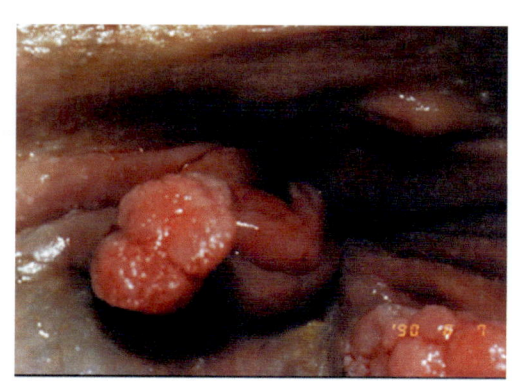

Abb. 9.2: Nicht ganz frische Fissur mit einem begleitenden Analekzem

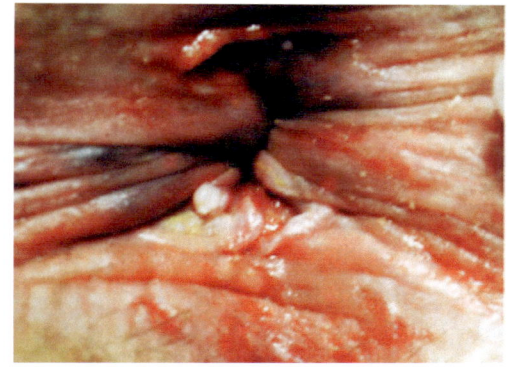

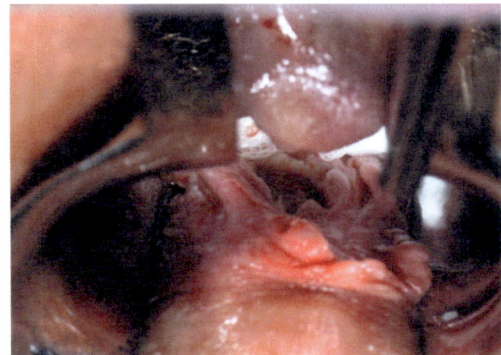

Abb. 9.3: tiefe Analfissur innerhalb des Analakanals

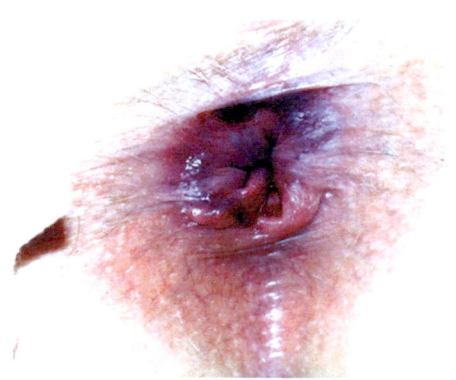

Abb. 9.4: akute Analfissur

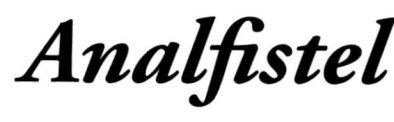
Analfistel

Eine Analfistel[1] ist ein nicht natürlicher Gang zwischen dem Analkanal und der äußeren Haut. Man unterscheidet hier komplette und inkomplette Fisteln, je nachdem ob der Gang eine vollständige Verbindung zwischen dem Analkanal und der äußeren Haut darstellt oder nicht. Inkomplette Fisteln können sowohl innerhalb des Analkanals sein als auch außerhalb vorkommen, sie enden blind. Sie sind dann eigentlich keine Fistel, sondern ein Sinus[2]. Selbstverständlich können auch Zwischenformen vorhanden sein, bei langjährigen Verläufen können richtige Fistelsysteme entstehen, so dass sich sämtliche Formen nebeneinander ergeben können.

Die Analfistel stellt ein chronisches Leiden dar! Die Patienten klagen über Eiter-Absonderungen, Sekretabsonderungen, Blutungen und nicht selten über einen sehr hartnäckigen Juckreiz. Bedingt durch die chronischen Entzündungen können sekundäre Entzündungen der Haut vorkommen mit sehr ausgedehnten Analekzemen (griechisch: ἔκζεμα [ekzema=Aufgegangenes]). Eine weitere Unterteilung besteht darin, je nachdem, ob die Fisteln den Schließmuskel durchbohren oder nicht. Bei oberflächlichen Gängen, die durch den Schließmuskel gehen, ist die Therapie einfach: Hier reicht in der Regel eine einfache Spaltung des Fistelganges aus, so dass, vom ehemaligen Fistelgrund ausgehend, die Wunde zuwachsen kann. Bei quer durch den Schließmuskel verlaufenden höheren Fisteln ist die Therapie erheblich schwieriger. Hier kommt es darauf an den Schließmuskel soweit wie möglich zu schonen, da eine Teildurchtrennung oder gar vollständige Durchtrennung des Schließmuskels eine nicht unerhebliche Inkontinenzproblematik nach sich ziehen kann. Hier sind mittlerweile moderne, muskelschonende Verfahren entwickelt worden, die allerdings in die Hand des erfahrenen Spezi-

---

1 lateinisch: fistula=Röhre
2 Sinus lat.=Bucht

alisten gehören.

Wie entsteht nun eine Analfistel? Einer Analfistel geht fast immer ein so genannter periproktitischer[3] Abszess (Abb 10.3) voraus. Dies ist eine sehr schmerzhafte Eiteransammlung im Enddarmbereich; die Patienten haben massive Schmerzen, teilweise Fieber und Schüttelfrost. Wenn dies der Fall ist, sind Bakterien bereits in das Blut übergegangen und eine äußerst dringliche Behandlung ist erforderlich. Diese besteht darin den Eiterherd zu eröffnen, den Eiter abzulassen und die Höhle mit desinfizierenden Lösungen zu säubern. Oft findet man bereits bei diesem Eingriff eine Fistel, die teilweise oder vollständig den Schließmuskel durchquert.

Eine Fistel Operation sollte zu diesem Zeitpunkt nicht durchgeführt werden, da, bedingt durch die Entzündung, die anatomischen Strukturen nicht eindeutig zu trennen sind und somit zu viel gesundes Gewebe geopfert werden müsste. Es wird ein Faden eingelegt um den Fistelgang zu markieren damit er sich nicht wieder verschließen kann. Dies würde bedeuten, dass ein erneuter Abszess auftreten könnte. Diese Drainage sorgt dafür, dass sich der Fistelgang soweit zurückbilden kann, dass er in einem 2. Eingriff ohne Gefahr für den Schließmuskel operiert werden kann. Ist der Abszess eröffnet und der Eiter abgelassen, wird aus dem After heraus ein Abstrich entnommen und zur mikrobiologischen Untersuchung eingesandt. Hierbei werden die Bakterien bestimmt, die sich im Eiter befinden. Fast immer findet man in dem Abstrich Kolibakterien, ein Hinweis darauf, dass eine Verbindung zum Darm bestanden haben muss, da nur hier, im Darm, Kolibakterien vorhanden sind. Kolibakterien an anderer Stelle haben immer eine krankhafte Ursache.

Der Ursprung der Abszesse und der Fisteln liegen in den so genannten Krypten[4] (Abb 3.4) im Bereich der Linea dentata. Die

3   griechisch: περί peri=nahe; πρωκτός proktos=After
4   griechisch: κρυπτός kryptos=verborgen

linea dentata (Abb 3.5)stellt eine Grenzlinie zwischen der Haut, die von aussen in den Analkanal hineinreicht, und der Mastdarmschleimhaut, die von innen herunter kommt, dar. Beide Strukturen entsprechen den unterschiedlichen Keimblättern aus unserer Embryonalentwicklung, die sich hier treffen (für Interessierte: Ektoderm und Entoderm, siehe Kapitel Anatomie). An der Grenzschicht entwickeln sich Drüsen (Proktodäaldrüsen) mit unterschiedlich ausgeprägten, in die Tiefe reichenden Gängen, dies sind die Krypten. Im Tierreich sind diese Drüsen als Duftdrüsen sehr verbreitet. Markierungen werden so durchgeführt, jeder Hundebesitzer kennt dies, auch wenn die Drüsen entzündet sind und tierärztliche Hilfe gefordert ist. Beim Menschen finden wir sie in etwa bei 75 %, bei Männern häufiger als bei Frauen. Liegt flüssiger Stuhlgang vor, etwa bei Durchfall, können Stuhlpartikel in die Krypten hinein gelangen und dort eine Entzündung hervorrufen. Bedingt durch die Entzündung, schwillt der Eingang zu, so dass die Entzündung sich nicht über den Analkanal entleeren kann und sie sich einen Weg durch den Muskel hindurch in den Raum zwischen innerem und äußeren Schließmuskel suchen muss. Von hier aus sind die Ausbreitungsmöglichkeiten sowohl noch oben und nach unten und nach allen Seiten gegeben, so dass sich hieraus die verschiedenen Abszess - Formationen und Lokalisationen erklären lassen.

Bei immer wieder auftretenden Fisteln kann, da der Schließmuskel bereits durch die Voroperationen geschädigt ist, eine so genannte Fadendrainage nach Hippokrates durchgeführt werden. Hier wird ein Faden in die Fistel eingelegt (Abb 10.5) und unter vorsichtigem Zug und mehrmaligem Fadenwechsel der Fistelgang langsam nach außen durchtrennt. Auch hierbei kann es zu Beeinträchtigungen der Schließmuskelfunktion kommen so dass der Patient sehr genau über das Verfahren unterrichtet werden muss, vor allem in Hinblick auf die eventuell zu erwartende Schließmuskelschwäche. Vorrangig hierbei ist jedoch die Beseitigung der chronischen Entzündung, nämlich der Fistel. Die chronische Entzündung birgt nämlich eine weitere Gefahr in sich, nämlich die der bösartigen Entartung. Nach einer langjährigen Fistelkrankheit kann es in seltenen Fällen durchaus einmal zu einem Fistelkrebs kommen. Diese Krebse sind äußerst bösartig und nur mit extrem radikalen Methoden, unter Umständen sogar nur mit eine Amputation des Enddarmes, einschließlich des gesamten Schließmuskels zu behandeln.

Das Verfahren der Fadendrainage ist in Deutschland nicht sehr populär da sich die Behandlung über einen längeren Zeitraum, etwa 3-6 Monate, erstreckt, und viel Erfahrung voraussetzt um die Durchtrennung nicht zu abrupt durchzuführen. Der Vorteil ist der, dass, wenn der Faden langsam durchschneidet, sich hinter dem durchtrennten Muskel sofort eine Narbe ausbilden kann und der Muskel nicht auseinander klafft. Ein Klaffen kann bei der einfachen Spaltung der Fistel ebenfalls durchaus vorkommen, so dass auch hier Schließmuskeldefekte resultieren können. Ist die Wunde vollständig abgeheilt, kann bei entsprechenden Ausfällen die Muskulatur in einem zweiten Eingriff wieder zusammengenäht werden.

Eine weitere Erkrankung, die teilweise monströse Fistelsysteme hervorruft, ist die Akne inversa. Mit der Analfistel hat das nichts zu tun, obwohl häufig die Fisteln bis in den After hineinreichen. Hier hilft ebenfalls nur die radikale, chirurgische Entfernung aller Fisteln, wobei der Schliessmuskel geschont werden sollte. ((Abb 10.4, 10.6))

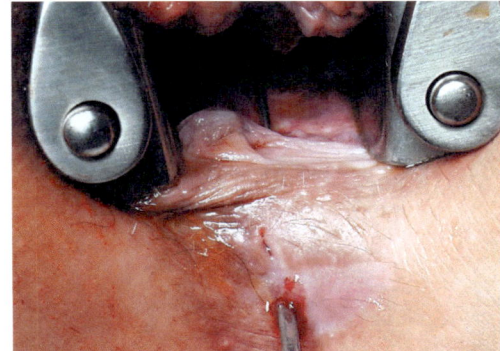

Abb. 10.1: Analfistel, mit Sonde markiert

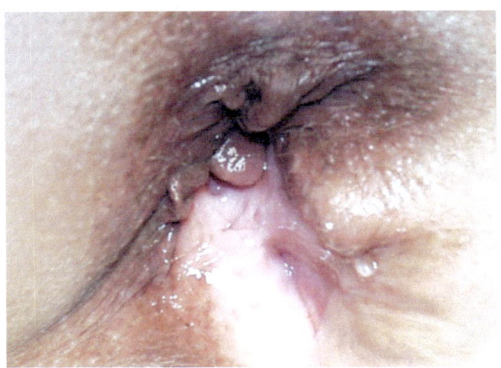

Abb. 10.2: Analfistelrezidiv (wiederaufgetretene Fistel)

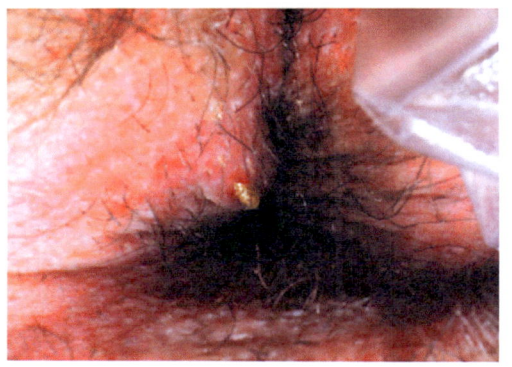

Abb. 10.3: Abszess mit beginnendem Durchbruch (Perforation)

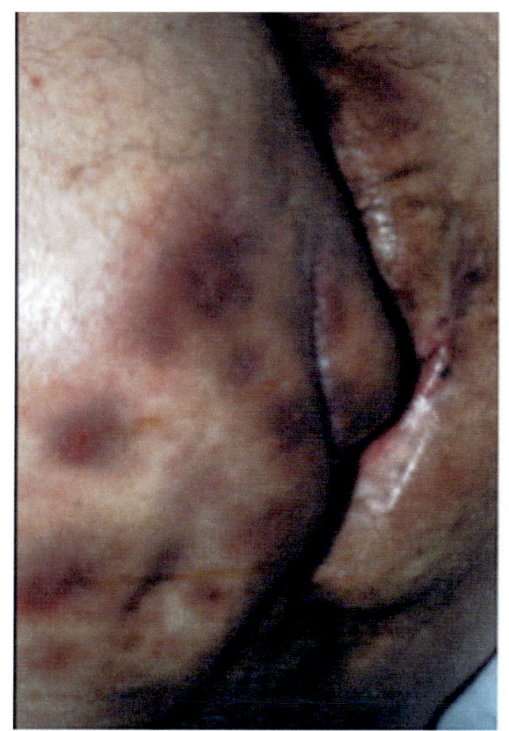

Abb. 10.4: Akne inversa

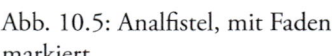

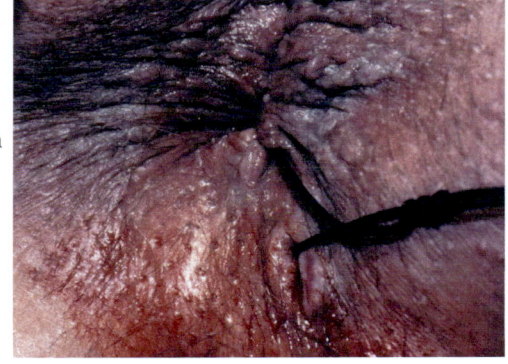

Abb. 10.5: Analfistel, mit Faden markiert

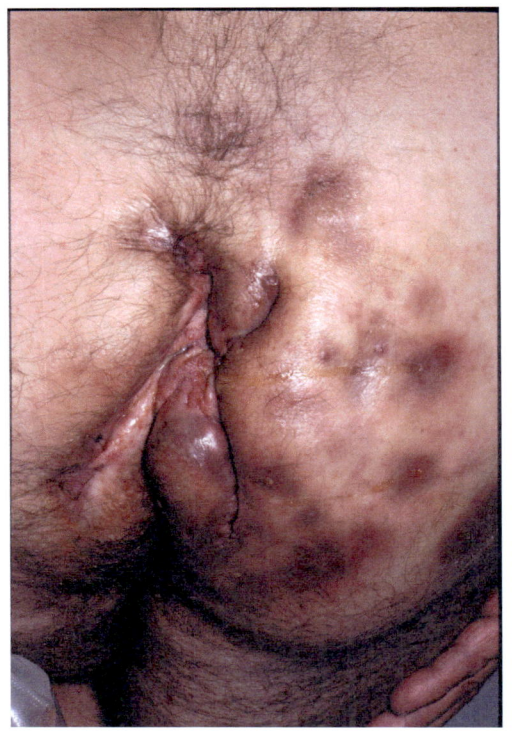

Abb. 10.6: Akne inversa mit ausgedehntem Fistelsystem

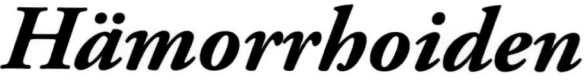

Hämorrhoiden

Einleitung oder - warum bluten Hämorrhoiden hellrot?

Die volkswirtschaftliche Bedeutung des Hämorrhoidalleidens ist nicht zu unterschätzen. In den Vereinigten Staaten werden für gutartige Erkrankungen des Analbereiches jährlich mehr als 2 Milliarden $ ausgegeben. In Deutschland betrug der Umsatz für Hämorrhoidenmittel 2002 37,9 Millionen € bei 3,1 Millionen Verordnungen. Neuere Zahlen liefern uns die Mitteilungen des Bundesgesundheitsamts. Hier sind für 2010 insgesamt 48.093 stationäre Behandlungen wegen Hämorrhoiden erfolgt, wobei eine Bevorzugung des männlichen Geschlechts festzustellen ist (27.185 gegenüber 20.907). Die Wirkung der Hämorrhoidal-Präparate ist bei weitem nicht gesichert. Ursächlich behandeln sie nicht das Grundübel, sie behandeln lediglich Symptome. Hierunter versteht man die Behandlung des Juckreizes und der Blutungen., Die lokal zusammenziehende Wirkung von Salben dienen dazu um Blutungen zu reduzieren, Salben mit lokal betäubenden Inhaltsstoffen vermindern Schmerzen. Mit diesen Medikamenten und Salben wird das Leiden selbst nicht angegangen, es handelt sich lediglich um die Therapie von Symptomen. Auch das Fortschreiten der Erkrankung, welche altersentsprechend zwangsläufig folgen muss, wird nicht aufgehalten. Während bei fortgeschrittenen Stadien nur die operative Behandlung zum Einsatz kommt, ist in frühen Stadien eine relativ einfache konservative Therapie möglich.

Für Laien und leider auch für viele Ärzte werden unter dem Begriff Hämorrhoiden viele Erkrankungen subsumiert die mit den eigentlichen Hämorrhoiden nichts zu tun haben. Unklare anale Beschwerden und Schmerzen werden sehr oft mit Hämorrhoiden gleichgesetzt, obwohl sie eine völlig andere Ursache beinhalten.

Der größte Irrglauben bezüglich der Hämorrhoiden liegt darin begründet, dass viele „Behandler" glauben, es mit einem Venenge-flecht zu tun zu haben. Jedem Patienten, der schon einmal Blut am Toilettenpapier festgestellt hat, wird wissen, dass die Farbe des Blutes hellrot ist. Dies kann jedoch nur aus einer Arterie kommen, da Ve-nen bekanntermaßen dunkles, sauerstoffarmes Blut transportieren. Mir ist ein besonders tragischer und bedauernswerter Fall in Erin-nerung wo ein Patient zu mir in die Sprechstunde kam und meinte, der Heilpraktiker hätte ihm wegen seiner Hämorrhoiden nicht hel-fen können. Wegen seiner angeblichen Hämorrhoiden verordnete der Heilpraktiker Venenmittel um die Hämorrhoiden (Venen??) Zu behandeln. Leider entpuppten sich die Hämorrhoiden als ein bereits weit fortgeschrittener Enddarmkrebs, der von der Haut des Anal-kanals ausgegangen war. Zusätzlich kam es zu einer ausgedehnten Fistelbildung, da der Krebs zusätzlich durch eine massive Eiterung verkompliziert war. Ich habe damals die Eiterung (Abszess) eröffnet und eine sogenannte Fadendrainage eingelegt um einen Sekretab-fluss und Entlastung zu ermöglichen. Es blieb nichts anderes übrig, als diesem armen Patienten den gesamten Enddarm und Mastdarm einschließlich der Schließmuskulatur zu entfernen. Die Stuhlablei-tung erfolgte durch ein Stoma, das ist ein künstlicher Darmausgang mit einem Kunststoffbeutel an der Bauchdecke.

Doch auch andere „Experten" hängen der irrigen Meinung nach, bei Hämorrhoiden würde es sich um Venen handeln. So heißt es in dem netten Büchlein von Herrn Pütz (Hobbythek) über Darm und Po: „Hämorrhoiden sind Venenknoten und Aussackungen der blutgefüllten Schwellkörper am After".

Wie haben wir uns nun den Aufbau der Hämorrhoiden vor-zustellen? Die Hämorrhoiden stellen Schwellkörper innerhalb des Analkanals dar und sind für den feinen Abschluss innerhalb der Schließmuskelfunktion verantwortlich. In den fünfziger Jahren gab es eine Operationsmethode durch welche die Hämorrhoiden radi-kal entfernt wurden. Anschließend war kein Schwellkörper mehr vorhanden, der die Feinschlussfunktion des Schließmuskelorgans übernehmen konnte. Diese Operation war die so genannte Whitehead-Operation. Viele Operateure behaupteten, dass der Chirurg nur durch die massive Blutung an seinem Vorhaben gehindert wurde, so dass noch Reste der Hämorrhoiden zurück blieben, die die Feinschlussfunktion übernehmen konnten. Gelang es dem Operateur hingegen die Hämorrhoiden radikal zu entfernen, litten die bedauernswerten Patienten an einer völligen Stuhlinkontinenz.

Obwohl sämtliche Komponenten des Schließmuskels vorhanden waren, fehlte doch einen entscheidener Anteil des gesamten Schließmuskelorgans, so dass die wichtigste Funktion, nämlich die Kontinenz, nicht mehr vorhanden war. Das Schließmuskelorgan besteht aus mehreren Komponenten: hierzu zählen neben den Hämorrhoiden die Nerven, die den Schließmuskel versorgen, die Schließmuskelanteile selbst und auch die Reservoirfunktion des Darmes. Das gesamte Schließmuskelorgan kann einzelne Komponenten teilweise ersetzen, fehlt eine Komponente jedoch vollständig, ist die Inkontinenz vorprogrammiert.

Der Begriff der Hämorrhoide stammt aus dem Griechischen und bedeutet Blutfluss. Das Hauptsymptom des Hämorrhoidalleidens, nämlich die anale Blutung, wird durch das Wort bedeutsam. Das Hämorrhoidalleiden ist eine sehr häufige und weit verbreitete Erkrankung, wird jedoch gesellschaftlich sehr oft mit Tabus überzogen. In jüngster Zeit wird ein Phänomen immer mehr ins Bewustsein gerückt, nämlich, dass Patienten das Problem „Hämorrhoiden" nicht mehr so stringent schamhaft verschweigen. Das war zwar immer so, in geselliger Runde findet jedoch mittlerweile ein Umschwung statt. Berichtet ein Gast über seine Hämorrhoiden-Problematik und therapeutische Erfahrungen, legen alle anderen nach. Man kann sagen, dass fast jeder auf eigene, manchmal schmerzhafte Erfahrungen, zurückgreifen kann. Dies zum Thema „Volksleiden".

11. Hämorrhoiden

Überwiegend sind ältere Menschen betroffen, bei jüngeren Menschen findet sich das Hämorrhoidalleiden extrem selten, hier ist die akute Thrombosierung mit ihren entsprechenden Schmerzzuständen die häufigere Erkrankung[1]. Die Entstehung des Hämorrhoidalleidens hängt entscheidend mit dem Alterungsprozess zusammen: durch den Verlust von Bindegewebe (Faltenbildung im Gesicht, hier geht auch Bindegewebe durch Alterungsprozesse unter!) wird die äußere Kompression auf die Gefäßpolster verringert, so dass diese sich ausdehnen können. Warum sie sich ausdehnen soll hier kurz erläutert werden: Das liegt hauptsächlich daran, dass Hämorrhoiden von Arterien gespeist werden, d.h. hier ruht der systolische Blutdruck auf die Gefäßpolster, so dass sie sich bei Verlust der äußeren Kompression ausdehnen und sich somit die Oberfläche vergrößern kann. Durch die Vergrößerung der Oberfläche kommen die feinen winzigen Arterien näher zur Oberfläche und sind den mechanischen Irritationen ausgesetzt so dass sie bluten können. Häufig wird die Diagnose Hämorrhoiden von den Patienten selbst gestellt, leider nicht immer korrekt. Im Grunde werden alle Beschwerden und seltsamen Befunde im Analbereich unter dem großen Begriff „Hämorrhoidalleiden" zusammengefasst. Nur in den seltensten Fällen handelt es sich wirklich um Hämorrhoiden, die Regel ist, dass es sich um ganz andere Erkrankungen handelt. Auch in der eigenen Praxis [2] kam es sehr häufig vor, dass sogar ärztliche Kollegen Patienten mit der Überweisung Hämorrhoiden zu mir sandten. Bei genauerer Inspektion des Analbereiches stellte ich aber fest, dass andere Erkrankungen die Ursache für die Beschwerden des Patienten waren. Bis vor kurzem war die Nomenklatur und Einteilung des Hämorrhoidalleidens uneinheitlich. Die sprachliche Unterscheidung von Hämorrhoiden und Hämorrhoidalleiden spricht dafür, dass es sich um verschiedene Dinge handelt. Die Hämorrhoiden selbst befinden sich innerhalb

---

1   Zur akuten Hämorrhoidalthrombose später mehr

2   Vor meiner Tätigkeit als Chefarzt war ich 12 Jahre lang als Proktologe in eigener Praxis niedergelassen.

des Analkanals (genauere Beschreibung folgt im Kapitel Anatomie) und besitzen keinen Krankheitswert. Im Gegenteil, sie sind ein wesentlicher Bestandteil der Kontinenzfunktion und wichtig für den feinen Abschluss innerhalb des Analkanals. Erst wenn Beschwerden auftreten, sei es Juckreiz, Blutungen oder Schmerzen, handelt es sich um das eigentliche Hämorrhoidalleiden. **Hämorrhoiden haben also nur dann einen Krankheitswert, wenn sie Beschwerden verursachen.**

Für die wirksame Behandlung des Hämorrhoidalleidens ist es unbedingt erforderlich die exakte Einteilung der Hämorrhoiden zu verinnerlichen. Hiervon hängt es nämlich ab, welche Therapie eingeschlagen wird. Ist die Klassifikation eindeutig, ist auch die Behandlung zwangsläufig vorbestimmt. Wir kommen nun, um die Behandlung durchzusprechen, zur

Einteilung der Hämorrhoiden:

Die Einteilung der verschiedenen Stadien des Hämorrhoidalleidens ist eine wesentliche Voraussetzung für die richtige Therapie der Hämorrhoiden. Man unterscheidet hier die Stadien 1-4 wobei das Stadium 1 die leichteste Form der Erkrankung darstellt, während das Stadium vier der fixierte Analprolaps ist.

Während für Hämorrhoiden Grad 1 und 2 konservative Maßnahmen vorbehalten sind, sind die Stadien 3 und 4 die Domäne von operativen Maßnahmen.

Zuallererst sollten sämtliche konservativen Möglichkeiten ausgeschöpft werden: eine Änderung der Nahrungszusammensetzung kann hier Wunder bewirken. Falls nämlich Ballaststoffe fehlen, kann es durchaus sein, dass der Stuhlgang hart und damit äusserst beschwerlich wird. Ich glaube, es ist nachvollziehbar, dass, wenn man sich eine „Betonsäule" aus dem After quetschen muss, Blutungen und Schmerzen auftreten können, ja müssen. Die Flüssigkeitsmenge muss ebenfalls stimmen. Der Dickdarm hat nämlich die Funktion, das Wasser aus dem flüssigen Stuhlinhalt heraus zu filtrieren und den Stuhl einzudicken. Falls zuviel Wasser herausgezogen wird (weil zu wenig getrunken wird) kommt es ebenso zu einer übermässigen Eindickung des Stuhles.

Wie kann man denn das richtige Stadium feststellen? Dies ist in der Praxis recht einfach: dem Patienten werden Fragen gestellt ob die Hämorrhoiden vorfallen, ob sie wieder zurück zu bringen sind oder ob sie dauerhaft aussen vorliegen.

Das Stadium 1 der Hämorrhoiden stellt sich so dar, dass lediglich Blutungen vorhanden sind. Die Hämorrhoiden sind außen nicht sichtbar, nur mit Instrumenten, die in den After eingeführt werden, sind diese feststellbar und sichtbar. Sodann sieht man die Polster und die vergrösserten Blutgefäße auf der Oberfläche, so dass die Blutungsquelle eindeutig identifiziert werden kann. Bei Hämorrhoiden Grad 2 fallen diese beim Stuhlgang vor, nach Beendigung des Stuhl-Absetzens ziehen sich diese jedoch wieder in den After zurück und verbleiben dort. Hämorrhoiden Grad 3 fallen vor, können jedoch mit dem Finger wieder in den Analkanal zurück gedrängt werden, verbleiben aber nicht dauerhaft dort, sondern fallen bei Druckerhöhungen innerhalb des Bauchraumes wieder hervor. Hämorrhoiden vierten Grades liegen dauerhaft vor dem After , sie werden auch als Analprolaps oder Vorfall bezeichnet.

Das Stadium 1 der Hämorrhoiden stellt eine leichte Form des Leidens dar. Dieses Stadium der inneren Hämorrhoiden fällt auf durch Blutungen, heftigen Juckreiz, gelegentlich findet man eine zu feuchte Haut um den Analkanal herum, sie erscheint sulzig und überfettet. Hämorrhoiden bluten sehr häufig, ein Hauptsymptom des Leidens. Die Blutungen können aber auch diskret auftreten, manchmal nur am Toilettenpapier feststellbar. Man sollte sich jedoch darauf nicht verlassen, auch höhere Erkrankungen innerhalb des Dickdarmes können Blutungen hervorrufen. Hierbei ist es besonders wichtig, eine höhere Blutungsquelle auszuschließen, denn auch Darmpolypen, aber auch Krebse bluten. Dickdarmentzündungen, sei es durch Bakterien oder als selbstständiges Krankheitsbild (Kolitis) können ebenfalls massiv bluten. Ich kann mich an mehrere Patienten erinnern, die eine Darmspiegelung ablehnten (trotz intensiver Aufklärung) und später, nach erfolgreicher Verödungsbehandlung der Hämorrhoiden, an ihrem Darmkrebs elendig verstorben sind. Es ist also eminent wichtig dies durch die Koloskopie[3] (=Darmspiegelung) zu verhindern. Das kann nur durch eine komplette Darmspiegelung erfolgen, erst dann ist man sicher, dass die Blutungsquelle durch die Hämorrhoiden hervorgerufen wird. Komplett heisst, dass die Spiegelung bis an den Anfang des Dickdarmes, in die Blinddarmregion, erfolgen muss. Gewiss, die Darmspiegelung stellt für den Patienten eine unangenehme Angelegenheit dar, sie ist jedoch eine sehr effektive Maßnahme um Vorstufen des Dickdarmkrebses festzustellen.

Durch diese Untersuchung können Polypen, entzündliche Darmerkrankungen, aber auch Krebse im Frühstadium entdeckt werden. Der Vorteil der Untersuchung liegt darin, dass hierdurch nicht nur Polypen, sondern auch Vorstufen des Darmkrebses diagnostiziert und auch über das Endoskop entfernt werden können. Die Endoskopie stellt somit eine wesentliche Säule des Früherkennungsprogrammes dar.

Stadium 1

Das Stadium eins stellt die innen liegenden Hämorrhoiden dar. Diese sind äußerlich nicht zu sehen, sie sind nur mit einem speziellen Instrument, dem Proktoskop, sichtbar.

---

3   Zur Koloskopie später

11. Hämorrhoiden

Die Symptome dieses Stadiums sind am häufigsten Blutungen und Juckreiz. Bereits äußerlich ist sehr häufig ein Analekzem sichtbar, bedingt durch die Kratzspuren, die besonders nachts als Folge des heftigen Kratzreflexes hervorgerufen werden. Therapeutisch sollte zuallererst eine konservative Schiene angedacht werden. Neben einer Beseitigung von begünstigenden Faktoren (Übergewicht, Nikotin, falsches Stuhlverhalten, stressbedingtes Unterdrücken des Stuhldrangs, falsche Ernährung, Flüssigkeitsdefizit etc.) ist eine Salbenbehandlung zu versuchen. Hier sind mehrere Präparate auf dem Markt, die auch von unabhängigen Institutionen getestet und für gut befunden wurden[4]. Die weitergehende Therapie des Hämorrhoidalleidens, wenn die Salbenbehandlung zum Beispiel nicht erfolgreich ist, stellt im Stadium 1 die Verödungsbehandlung dar. Hierbei wird ein Verödungsmittel[5] unter die Schleimhaut der Hämorrhoiden gespritzt, so dass es dort zu einer Festigung, nicht nur des Gewebes kommt, sondern auch zu einer Fixierung des vorfallenden Gewebes innerhalb des Analkanals. Man muss sich nämlich vorstellen, dass die Hämorrhoiden in einem Netz von Bindegewebe eingefasst sind. Hierdurch kommt es, wie bei einem elastischen Strumpf, zu einer Kompression der Hämorrhoiden. Es ist nämlich nicht so, dass die Hämorrhoide durch eine Vene mit Blut versorgt wird, sondern eine Arterie bringt frisches, hellrotes Blut in den Hämorrhoidalkörper hinein. Deshalb lastet auch der volle arterielle Blutdruck (ca. 120 mm Hg), der ja zusätzlich noch erhöht sein kann, auf die Gefässe.

Dies ist auch der Grund weshalb Operationsverfahren entwickelt wurden, die mehr darauf ausgerichtet waren, die anatomische Architektur regelhaft wiederherzustellen statt radikale Entfernungen von Anteilen des Schließmuskelorgans. Dies ist nicht nur bei den Hämorrhoidenoperationen, sondern auch bei anderen Operationen im Bereich des Enddarmes gegeben.

---

4   z.B. die Präparate-Schiene von Dr. Kade
5   z.B. Äthoxysklerol

Therapie im Stadium 1

Die klassische Behandlung der erstgradigen Hämorrhoiden besteht, auch heute noch, in der Verödungsbehandlung. Da diese Behandlungsform sehr oft zur Anwendung kommt, verdient sie ein eigenes Kapitel (siehe Seite 100 ff).

Alternative: Die Infrarotkoagulation

Alternativ hierzu wurde von Herrn Neiger, einem Schweizer Proktologen, die so genannte Infrarotkoagulation[6] eingeführt. Hierbei wird durch Hitze auf der Oberfläche des Hämorrhoidenpolsters eine oberflächliche Verbrennungswunde erzeugt, so dass es hier zur Schrumpfung und Verkleinerung des Gefässpolsters kommen kann. Allerdings stellte sich bei Kontroll - Untersuchungen heraus, dass dieses Verfahren nicht so erfolgreich war wie die Verödungsbehandlung. Mittlerweile hat sie ihre Berechtigung nur noch in solchen Fällen, wo die Verödungsbehandlung ein zu großes Risiko für den Patienten darstellen würde. Bei bekannten Allergien gegen das Verödungsmittel als auch bei einer erhöhten Blutungsneigung sollte die Verödungstherapie mit dem Verödungsmittel nicht durchgeführt werden. Hier stellt die Behandlung mit der Infrarot-Koagulation eine wirksame und hilfreiche Alternative dar.

Therapie im Stadium 2

Bei Hämorrhoiden zweiten Grades ist die Methode der Wahl die so genannte Gummibandligatur. Hierbei wird die Hämorrhoide durch ein etwas größeres Proktoskop in ein spezielles Instrument hinein gezogen und ein oder zwei Gummibänder über die Hämorrhoide hinweg gezogen. Sie wird auf diese Weise stranguliert. Durch die Abkopplung von der Blutversorgung wird die Durchblutung

---

6   Infrarot = Wärmestrahlung, Koagulation = Eiweissgerinnung durch Hitzeeinwirkung

der Hämorrhoide unterbrochen, sie wird von der Blutversorgung abgeschnitten und stirbt ab. Die genaue Beschreibung erfolgt ebenfalls in einem eigenen Kapitel (Siehe Seite 104 ff). Der Patient wird vor jeder Behandlung eindringlich darauf hingewiesen bei jeder Blutung, es gibt auch harmlose, sofort das Krankenhaus aufzusuchen. Zeitverzögerungen können eine ernsthaftes Krankheitsbild heraufbeschwören, dies kann bis zu einer Schocksymptomatik gehen.

Therapie im Stadium 2 und 3

(Alternative zur Barron-Ligatur). Neuerdings gibt es aber auch moderne Verfahren, die Hämorrhoiden eleganter zu behandeln. Hierzu zählt die so genannte HAL, die Doppler gesteuerte Hämorrhoidenarterienligatur (**HAL**=Hämorrhoiden-Arterien-Ligatur).

Die Anwendung der Hämorrhoidal Arterien Ligatur (=HAL) wurde 1995 von Dr. Morinaga, einem japanischen Chirurgen, erstmals erwähnt. Er beschrieb eine Methode, um die in die Hämorrhoide hineinführende Arterie exakt mit dem Ultraschall aufzusuchen und zu unterbinden. Als Ultraschallquelle kam der Doppler-Ultraschall zur Anwendung, beruhend auf dem Dopplereffekt. Wir kennen alle die Auswirkungen des Dopplereffektes: das Martinshorn des Polizeiwagens erklingt immer höher, je näher sich der Wagen unserem Ohr nähert, er wird tiefer, wenn er sich von uns entfernt. Ermöglicht wird das durch die Änderung der Wellenlänge bei einem bewegten Objekt. Wie funktioniert das denn nun im Blutgefäß? Hier wird in Richtung auf die roten Blutkörperchen ein Signal, der Schallimpuls, ausgesandt, der von diesen reflektiert wird. Ein Empfänger misst das Signal aus. Da sich die Blutkörperchen bewegen, kommt hier der Dopplereffekt zum tragen und die veränderte Wellenlänge kann bestimmt werden. Im HAL-Doppler ist das nicht ganz so kompliziert, hier wird der Blutfluss nur qualitativ gemessen. Kommt ein Signal, man hört ein Pochen, entsprechend dem Herzschlag, ist man exakt auf dem Blutgefäß, hört man nichts, liegt man daneben. Direkt unterhalb des Dopplers liegt ein kleines Op-Fenster, so dass man hier exakt über der Schallquelle (=über dem Gefäß) die Naht zur Unterbindung machen kann. Im Jahr 2000 wurde die Idee von der Industrie aufgegriffen und seither werden die Geräte zur Durchführung von HAL weltweit vertrieben. Man konnte also auf diese Weise den Blutzufluss in die Hämorrhoide sehr effektiv unterbinden, so dass diese schrumpfen konnten. Hierzu wird ein spezielles Instrument in den After eingeführt, welches an der Spitze einen so genannten Doppler besitzt, mit dem die zu führende Arterie eindeutig lokalisiert und identifiziert werden kann. Dieses Prinzip kommt bei der Op zum Einsatz: auch hier werden fließende Blutkörperchen (statt der Luftmoleküle, die gegen das Trommelfell anstoßen) registriert und damit auch Blutgefäße. Nachdem dies geschehen ist und das Blutgefäß identifiziert wurde, kann mit einer gezielten Naht die Arterie unterbunden werden. Hierdurch wird der Blutfluss in den Hämorrhoidenanteil deutlich reduziert, völlig abgeschnitten wird er jedoch nicht, da Kollateral-Gefäße, also seitlich einsprießende, zusätzliche Gefäße die Blutversorgung sicherstellen. Neuere Untersuchungen der Anatomie des Analkanals zeigten nämlich, dass nicht nur die klassischen Gefäße bei 5,7,11 Uhr Steinschnittlage vorhanden sind, sondern unter Umständen bis zu 20 zusätzliche Arterien. Über seitliche Nebenschlüsse gelangt dann immer noch ausreichend Blut in die Hämorrhoide, so dass ein Absterben verhindert wird, die Schrumpfung ist gewollt und therapeutisches Ziel. Ist die Hämorrhoide geschrumpft, ist auch die Oberfläche verkleinert und die Blutungsgefahr herabgesetzt, wenn nicht gar völlig unterbunden.

Was geschieht aber mit den Knoten, die bereits aus dem After herauskommen, die also bereits weiter fortgeschritten sind?

Neuerdings wird dieses Verfahren ergänzt durch den so genannten RAR, dem rektoanalen Repair (**RAR**=**R**ekto **A**naler **R**epair). Die vorfallende Hämorrhoide wird durch spezielle Nähte über den Analkanal hinaus in den Mastdarm zurück geführt und dort fixiert.

11. Hämorrhoiden

Der Vorteil dieses Verfahrens liegt darin, dass an zwei Stellen die Ursache der Entstehung des Hämorrhoidalleiden angegangen wird: erstens wird die Blutversorgung in die Hämorrhoide reduziert, zweitens wird die vorfallende Hämorrhoide wieder an den ursprünglichen, regelrechten Ort, zurückgeführt.

HAL-RAR gehört zu den sogenannten minimal-invasiven Behandlungsmethoden, d.h., es wird möglichst Organ-schonend vorgegangen. Und das Beste für die Patienten: Es wird nicht geschnitten! Daher kann HAL-RAR als schmerzarm bezeichnet werden. Die Tatsache, dass nicht geschnitten wird, hat anfangs bei einigen Fachleuten Skepsis, bezogen auf die Wirksamkeit, hervorgerufen. Zwischenzeitlich wurden weltweit wissenschaftliche Studien erarbeitet und medizinische Anwendungsberichte vorgelegt. Diese Berichte belegen, dass die Behandlung von Hämorrhoiden mit HAL-RAR wirkungsvoll ist! HAL-RAR in Kürze: - minimal invasiv, keine offenen Wunden, es wird nicht geschnitten! - hohe Erfolgsrate -Dauer des Eingriffs: ca. 20 - 25 Minuten Wie funktioniert HAL? Generell kann gesagt werden, dass Hämorrhoiden Grad I medikamentös behandelt werden können, bei Versagen der konservativen Behandlung ist die Verödungsbehandlung angezeigt. Dies geschieht in einer schmerzfreien Zone des Enddarmes. Dadurch sinkt die Blutzufuhr zu den Hämorrhoiden ab und der Druck in den Gefäßen lässt nach. Dass dies keine Einbildung ist haben wir in einer wissenschaftlichen Untersuchung nachgewiesen. Hierbei wurde vor der eigentlichen Operation die Blutversorgung innerhalb des Mastdarmes mit einem dreidimensionalen Ultraschall lokalisiert und in bestimmten Intervallen nach der Operation die Effektivität der Unterbindung überprüft. Hierbei konnte eine hohe Erfolgsrate nachgewiesen werden, es war sogar festzustellen, dass Gefäße, die nach 10 Tagen noch offen waren im weiteren Verlauf bis zu 3 Monaten sich hier verschlossen hatten. Mein Mitarbeiter Dr. Kowallik und ich haben die Ergebnisse auf einem großen internationalen Kongress in Australien vorgestellt. Dies war weltweit die 1. Untersuchung welche die Effektivität der dopplergesteuerten Hämorrhoidenarterienligatur nachgewiesen hat. Die Hämorrhoidalknoten werden deutlich kleiner und verschwinden nach einiger Zeit.

Bei Hämorrhoiden Grad III und IV können als weiterer Schritt die erweiterten Hämorrhoidalpolster wieder repositioniert werden, d.h. sie werden wieder da fixiert, wo sie anatomisch hingehören. Dieser Schritt wird RAR - Recto Anal Repair - genannt. - Wie funktioniert RAR ? Das Prinzip von RAR ist sehr einfach genial und genial einfach. Zuerst wird eine fortlaufende Naht gemacht - von innen nach außen. Das Gerät ist speziell dafür entwickelt, dass nur das vorfallende Gewebe von der Naht erfasst wird. Die Fadenenden werden zusammengezogen und verknotet. Dadurch entsteht ein "Lifting Effekt" - ein Anheben - des vorfallenden Hämorrhoidalpolsters. Durch dieses Lifting sind die erweiterten Hämorrhoidalpolster wieder da, wo sie anatomisch hingehören. Das Gewebe vernarbt und fügt sich wieder "nahtlos" in das Enddarmgewebe ein.

Therapie im Stadium 3: die Longo-Op

Bei Hämorrhoiden dritten Grades muss aggressiver vorgegangen werden. Hier reichen die bisher beschriebenen Maßnahmen nicht aus, da der Prolaps (=Vorfall) das vorherrschende Krankheitsmerkmal ist. Das Ziel der Behandlung ist es, die vorfallende Schleimhaut und damit auch die Hämorrhoiden wieder an ihren ursprünglichen anatomischen regelrechten Platz zurückzuführen. Dies kann sehr effektiv durch das Operationsverfahren nach Longo erreicht werden. Hierzu wird eine schmale Manschette mit einem Klammernahtinstrument (Stapler) aus dem Enddarm herausgeschnitten, es kommt zu einer Anhebung der vorfallenden Schleimhautanteile in den Mastdarm hinein. Die vorfallenden Hämorrhoiden werden somit wieder an ihren ursprünglichen Ort zurückgebracht. Das Verfahren ist scheinbar sehr einfach, es hat jedoch auch Tücken und diese werden erst nach einer langjährigen Erfahrung ausgemerzt. Auf die vielfältigen Komplikationsmöglichkeiten soll hier nicht eingegangen werden, in der Hand des erfahrenen Operateurs stellt die Longo-Operation jedoch eine wirksame und sehr elegante Methode dar das Hämorrhoidalleiden wirksam zu behandeln. Ich hatte im Jahre 1989 das Vergnügen von Herrn Longo persönlich in die Operationsmethode eingeführt zu werden. Mit einigen Kollegen habe ich das Operationsverfahren anschließend in Deutschland verbreitet. Aus ganz Deutschland kamen Chrirurgen zu mir in die Klinik um das Verfahren zu lernen. Ganz stolz war ich, als meine Fotos im damaligen wissenschaftlichen Industrieprospekt über die Longo-Operation der Stapler - Firma auftauchte.

Die Longo-Operation gehört zu den operativen Verfahren bei Hämorrhoiden 3. und 4. Grades. Sie greift ursächlich an dem Mechanismus an, der für die Entstehung des Hämorrhoidalleiden verantwortlich ist. Vor der eigentlichen Operation muss festgestellt werden, welchen Grades die Hämorrhoiden sind. Da die Longo-Operation einen nicht unerheblichen Teil aus dem Mastdarm heraus schneidet, muss Gewebe vorhanden sein damit die Operation effektiv ist und wenig Nebenwirkungen auftreten können. In meiner Klinik konnte die Komplikationsrate über 10 Jahre hinweg, nach der Einführung, auf nahezu 0 herabgesetzt werden, Voraussetzung hierfür war allerdings eine immer kritische Selbstreflexion, wenn Komplikationen aufgetreten sind. Wichtig war immer herauszufinden warum entsprechende Komplikationen auftraten. Ein wesentlicher Bestandteil der Indikation für die Longo-Operation war es, einen Prolaps nicht nur der Hämorrhoiden sondern auch von Schleimhaut des Mastdarmes vorzufinden. Dies ist sozusagen die ideale Indikation für die Operation, da genügend Material vorhanden ist, welches das Instrument sich aus dem Mastdarm herausschneiden kann.

Wie bereits kurz erwähnt, hatte ich das Vergnügen, als einer der Ersten Herrn Dr. Longo über die Schultern schauen zu dürfen.

Wir sind damals mit einer kleinen Gruppe mit dem Auto über die
Alpen gefahren um in Meran Herrn Dr. Longo bei der Operation
zuschauen zu können. Als ich gesehen hatte wie Dr. Longo das operative Vorgehen gestaltete, fiel es mir schlagartig ein, dass ich diese
Idee schon einmal, Jahre vorher, meinem damaligen Chef vorge-
schlagen hatte. Zum damaligen Zeitpunkt war die Industrie jedoch
noch nicht soweit und das Risiko für den Patienten war nicht kalku-
lierbar. In Meran erkannte ich, dass dies eines der wichtigsten operativen Erneuerungen in der Proktologie sein würde. Ich habe das
Verfahren auch unverzüglich in meiner Klinik eingesetzt, so dass es
rasch zu einem Standardverfahren heranwachsen konnte. Aus meiner Klinik heraus entstand auch die 1. deutschsprachige Arbeit über
das Verfahren. Meine Mitarbeiterin Frau Dr. Kohlstadt war feder-
führend an der Erstellung der wissenschaftlichen Analyse beteiligt.
Zu dem damaligen Zeitpunkt gab es nur Kongressvorträge von Dr.
Longo, eine eigentliche wissenschaftliche Publikation lag zum damaligen Zeitpunkt nicht vor. Vermutlich ist deshalb die Arbeit von
Frau Dr. Kohlstadt weltweit die 1. Arbeit, die sich mit dem Thema
Longo-Operation beschäftigt.

Doch nun zum eigentlichen operativen Vorgehen: die Industrie
lieferte ein fertiges OP-Pack. In diesem Set waren alle notwendigen
Instrumente vorhanden, die man für die Longo-Operation braucht.
Ein Proktoskop (wir wissen ja mittlerweile was das ist) wird hierbei in den After eingeführt und 4 cm oberhalb der Linea dentata
(siehe Kapitel Anatomie Seite 19 ff) wird eine zirkuläre Tabaksbeu-
tel-Naht angelegt. Anschließend wird der Stapler in den Analkanal
eingeführt und die Tabaksbeutel Naht verknotet, so dass die vorfallenden Anteile zwischen die Anteile des Stapler aus hinein gelangen.
Anschließend wird das Instrument zusammen gedreht, so dass die
vor fallenden Schleimhautanteile in den Kopf des Instrumentes hin-
eingezogen werden. Anschließend wird das Gerät ausgelöst und der
Schleimhaut Vorfall mit einem runden Messer ausgeschnitten.

Gleichzeitig werden die durchgeschnittenen Schleimhautenden mit Metallklammern (Titan) wieder verbunden, so dass keine Lücke innerhalb des Schleimhautprofils des Mastdarmes zurückbleibt. Nach Entfernen des Instrumentes wird die Klammernahtreihe kontrolliert. Falls Blutungen vorhanden sein sollten, werden diese chirurgisch mit einer Naht gestillt. Der Erfolg der Operation ist schlagartig nach Entfernen des Instrumentes sichtbar. Die gesamten vorfallenden Schleimhautanteile einschließlich der Hämorrhoiden sind nach innen gezogen, so dass die Hämorrhoiden wieder an ihren regulären Ort zurückgebracht worden sind.

Mein Freund Professor Wolf aus Cochem an der Mosel, ein sehr erfahrener Longo-Operateur, prägte hierfür den Begriff des *analen Liftings*. Wir stellten das Verfahren auf dem amerikanischen Kongress der Kolorektalchirurgen in Washington 1999 vor. Den Amerikanern war das Verfahren „Longo-Op" nicht geläufig, ich kann Ihnen aber versichern, der Begriff des „Anal Lifting" kam dort sehr gut an. Mittlerweile haben wir dieses Verfahren tausendfach in unserer Klinik angewandt, es ist mittlerweile Bestandteil des standardisierten Vorgehens bei der Operation von prolabierenden Hämorrhoiden geworden. Wichtig für die Wahl des Operationsverfahrens ist, wie immer, die sorgfältige Klassifizierung des Hämorrhoidalleidens. Wird das falsche Stadium für die Longo-Operation ausgewählt, ist der Misserfolg vorprogrammiert. Die Patienten werden auch immer darüber aufgeklärt, dass sich eventuell auf dem Operationstisch eine Änderung des operativen Vorgehens ergeben könnte, es dürfte einleuchtend sein, dass Patienten in Narkose, d.h. völliger Entspanntheit, einen anderen Afterbefund aufweisen als Patienten, die ängstlich und verspannt sind.

Therapie im Stadium 3 + 4 (falls HAL/RAR oder Longo nicht möglich ist):

Die klassischen Operationsverfahren

Bei weit fortgeschrittenen Hämorrhoiden und mit dem damit verbundenen Analprolaps haben die alten, jedoch auch bewährten operativen Maßnahmen ihre Berechtigung. Hierbei werden die vorfallenden Hämorrhoiden klassisch chirurgisch entfernt und der Analkanal bei bestimmten Operationsverfahren wieder anatomisch regelrecht rekonstruiert.

Allen Verfahren gemeinsam ist, dass die vorfallenden Hämorrhoiden entfernt werden und ein breites Narbenbett erzeugt wird um den Analkanal wieder zu fixieren.

Den Goldstandard bei den klassischen Operationsverfahren stellt immer noch die Operation nach Milligan-Morgan dar. Hierbei werden die Hauptknoten bei 5, 7 und 11 Uhr Steinschnittlage (selbstverständlich sind auch andere Lokalisationen denkbar) mit einer Klemme gefasst und vor den Analkanal gezogen. Anschließend wird das gesamte Hamorrhoiden-Gefäß-Paket von der Unterlage abgelöst bis die Fasern des inneren Schließmuskels frei liegen. Das zentrale Gefäß, die Arterie, wird mit einer Naht unterbunden und das ehemalige Bett des Hämorrhoidenknotens frei gelassen. Es entsteht so ein Wunddreieck nach aussen hin, die Wunde sieht dann anschliessend wie ein Mercedesstern aus. Dies hat den entscheidenden Vorteil, dass es nach der Operation nicht zu Verhaltungen kommen und das Wundsekret ablaufen kann. Im Operationsbericht heisst es dann treffend: „Schaffung eines ausreichenden Drainagedreiecks". Man kann die offenen Wunden auch verkleinern indem die Wund -ränder durch einzelne Nähte zusammengeführt, adaptiert werden. Das ist dann das Operationsverfahren nach Ferguson. Ich persönlich bevorzuge das Verfahren nach Ferguson, da hierbei die Wundflächen deutlich verkleinert werden und der gesamte Heilverlauf etwas schneller abläuft. Der Nachteil ist der, dass Verhaltungen öfter auftreten können, da die Drainage, der Sekretabfluss, nicht so optimal ist, als wenn man die Wunde offen lässt. Diese beiden Operationsverfahren werden bei Hämorrhoiden Grad 3 oder Grad 4 angewandt, wenn die anderen, schonenderen Verfahren, nicht durchzuführen sind. Im Zweifel, wenn man nicht sicher ist, welches Verfahren zum Einsatz kommen soll, sollte beiden Verfahren der Vorzug gegeben werden. Im Laufe der langen chirurgischen Geschichte haben sie sich bewährt.

Aber es gibt auch (für den Patienten) Nachteile: ein Nachteil ist der, dass relativ große offene Wunden im Analbereich entstehen, die nach der Operation die Stuhlentleerung sehr schmerzhaft gestalten können. Sind thrombosierte (mit Blutgerinsel gefüllte) oder fixierte, nicht bewegliche Anteile der vorfallenden Hämorrhoiden vorhanden, sind beide Operationsverfahren sogar zwingend erforderlich, da die bisher vorgestellten, schonenderen Verfahren, nur bei einem entsprechendem Gleitlager durchführbar sind. Sind die Knoten auf der Unterlage fixiert, ist eine Verschiebung also nicht möglich und somit ist auch keine Longo-Operation oder ein HAL-RAR Verfahren durchführbar.

Die sogenannte „Hämorrhoidal-Thrombose"

Eine kurze Bemerkung noch zu den so genannten Perianalvenen-Thrombosen die fälschlicherweise oft als äußere Hämorrhoiden bezeichnet werden. Diese haben mit Hämorrhoiden nichts, aber auch überhaupt nichts zu tun, da sie in den Venen um den Analkanal herum entstehen. Aus irgend einem Grunde, am ehesten mechanische Irritationen (harter Stuhlgang), sorgen oberflächliche Verletzungen des empfindlichen Hautgewebes um den After herum mit einer Reaktion, so dass die Blutgefäße mit einer Thrombose (Blutgerinsel) reagieren. Dies kann manchmal dramatische Auswüchse annehmen, so dass monströse Knotenbildungen entstehen. Der Patient hat schlagartig stärkste Schmerzen und sucht im günstigsten Fall sofort einen Chirurgen auf, der mit einem kleinen Schnitt in den Knoten hinein das Blutgerinnsel entfernt. Der Patient ist schlagartig beschwerdefrei, eine lokale Betäubung ist in der Regel nicht erforderlich. Man muss den Befund allerdings am nächsten Tag kontrollieren, da sehr häufig das Blut nachläuft und ein wiederum, mindestens genauso großer Knoten, entstanden ist. Dann ist die chirurgische Entfernung angezeigt, dies kann unter Umständen, bei besonders harten Patienten, auch in lokaler Betäubung als ambulanter Eingriff erfolgen. Wichtig ist, dass, nach Abheilung, der Analkanal mit einem Instrument (dem Proktoskop) untersucht wird ob auch innere Hämorrhoiden vorhanden sind. Diese sollten dann einer Verödungsbehandlung zugeführt werden, da diese äußerst schmerzhaften Analvenenthrombosen fast immer nur bei krankhaft vergrößerten inneren Hämorrhoiden auftreten. Lokale Maßnahmen sind nicht hilfreich da sich die spontane Rückbildung über einen längeren Zeitraum hinzieht und der Patient schnellstmöglich von seinen Schmerzen befreit werden will. Kleinere Thrombosen, die durchaus spontan abheilen können, sollten bei nicht so monströsen Ausmaßen durchaus dem Spontanverlauf zugeleitet werden. Man muss dem Patienten aber sagen, dass dies einen längeren Zeitraum, unter Umständen bis zu 6 Wochen, in Anspruch nehmen kann und dass eventuell Marisquen zurückbleiben können (siehe Seite 114 ff). Meistens sind lokal betäubende Salben und Stuhlregulierung bei der konservativen Behandlung hilfreich. Wichtig ist hierbei die Schmerzreduktion, dies sollte im Vordergrund stehen. Eine ausführlichere Beschreibung erfolgt später in einem eigenen Kapitel (siehe Seite 109 ff).

11. Hämorrhoiden

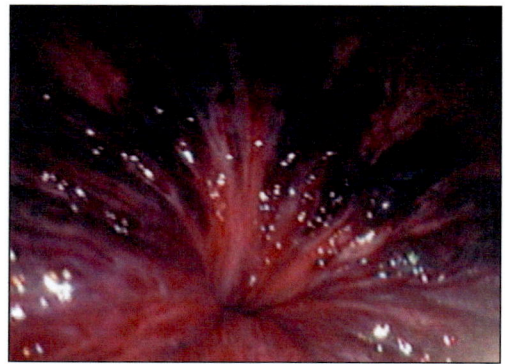

Abb. 11.1: Hämorrhoiden 1. Grades, die man nur im Proktoskop sehen kann oder, wie hier, durch das Endoskop, welches im Mastdarm gedreht wurde, so dass man von innen auf den After schaut

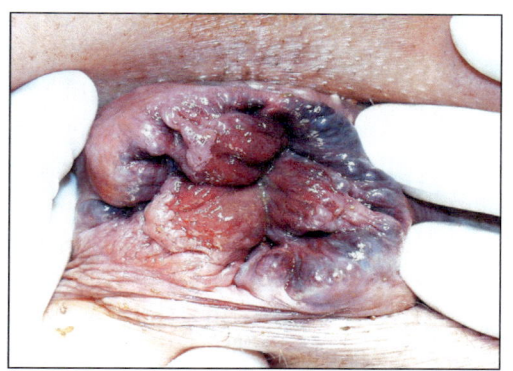

Abb. 11.2: Hämorrhoiden 2. Grades, die erst nach dem Pressen des Patienten sichtbar werden. Diese ziehen sich nach Abschluss des Stuhlabsetzens zurück

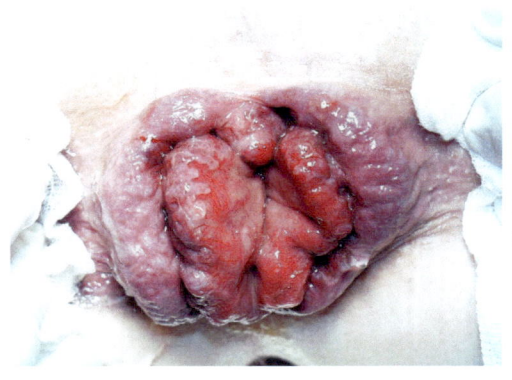

Abb. 11.3: Hämorrhoiden 3. Grades, die sich nicht mehr zurückziehen, sie liegen praktisch dauerhaft vor dem After. Sie lassen sich zwar zurückdrängen, rutschen aber bei der geringsten Druckerhöhung im Mastdarm wieder heraus.

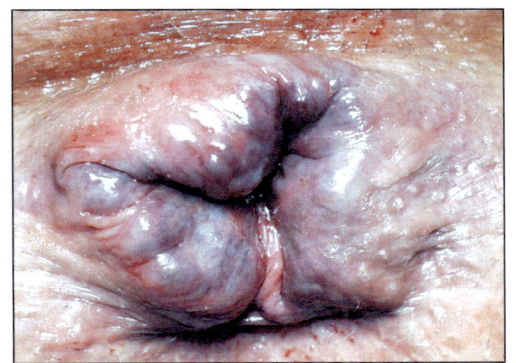

Abb. 11.4: Hier füllen sich die sogenannten Perianalvenen bei Druckerhöhung. Es können leicht Thrombosen entstehen, da der venöse Rückstrom nicht ausreichen ist.

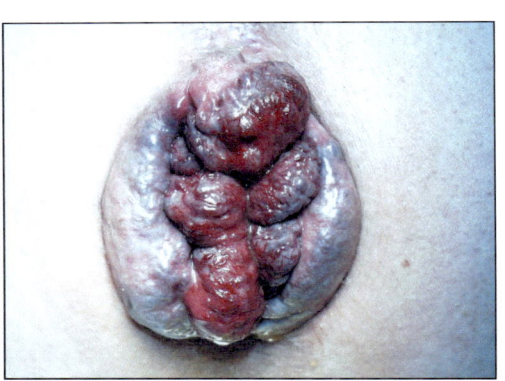

Abb. 11.5: Ein Hämorrhoidenvorfall mit teilweiser Einklemmung, sichtbar an der Schwellung der Haut um den After herum. Es muss operiert werden!

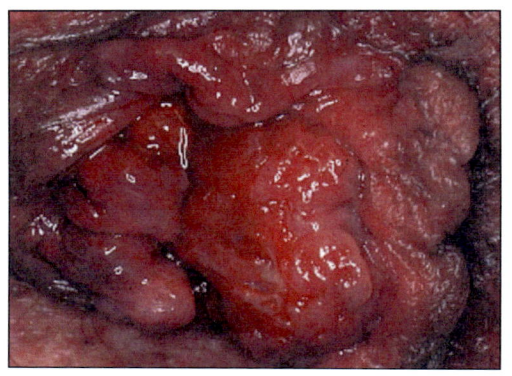

Abb. 11.6: Ein Vorfall eines grösseren Knotens mit Mastdarmschleimhaut, eine konservative Behandlung ist nicht mehr sinnvoll.

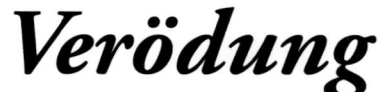

Verödung

Zur Verödungsbehandlung der Hämorrhoiden

Die Therapie der Wahl bei Hämorrhoiden 1. Grades stellt, wenn konservative Maßnahmen wie Stuhlregulierung, Sitzbäder, Hämorrhoidensalben und Zäpfchen versagen, die Verödungsbehandlung dar. Hierzu wird ein Spezial Instrument, ein Proktoskop mit seitlichem Fenster, in den Analkanal eingebracht so dass die Hämorrhoidenknoten durch das Fenster in das Proktoskop hinein fallen können. Anschließend wird mit einer angewinkelten Spritze das Verödungsmittel unter die Schleimhaut gebracht, allerdings kein großes Depot sondern nur wenige Tröpfchen, so dass der Patient anschließend keine Beschwerden durch die Behandlung verspürt.

Bei der Verödungstherapie der Hämorrhoiden werden unterhalb der Schleimhaut oberflächliche, kleine Polster eines Verödungsmittels injiziert. Was passiert hier? Die Injektion sorgt für eine Fixierung auf der Unterlage und letztendlich zu einer Verhinderung des weiteren Vorfalls der Hämorrhoidenpolster. Zusätzlich kommt es zu einer kleinen Entzündung unterhalb der Oberfläche mit der Folge, dass sich eine Narbe ausbildet. Da Narben bekanntlich schrumpfen, schrumpft gleichzeitig auch die Hämorrhoide. Aber auch das Bindegewebe zwischen den Gefässen sorgt für ein „Zusammenziehen" des Gewebes, so dass der Blutzufluss in die Hämorrhoide abnimmt.. Es gibt im wesentlichen zwei verschiedene Verfahren: bei der Methode nach Bensaude wird ein Öltröpfchen neben die zuführende Arterie gespritzt, so dass diese durch die anschließende Fibrosierung (Bindegewebsbildung) komprimiert wird. So kommt es zu einer Drosselung des Bluteinstroms in die Hämorrhoide, so dass diese schrumpfen kann. Das andere, heute gängigere Verfahren stellt die Sklerosierungsherapie nach Blond dar. Blond war ein österreichischer Chirurg, der die Verödungsbehandlung der Hämorrhoiden mit Chinin erstmalig anwendete. Später wechselte man das Verödungsmittel, da bei Chinin häufig allergische Reaktionen auftraten. Heute werden Lösungen bevorzugt, deren allergisches Potential erheblich geringer ist (z.B. Polidocanol).

Die Verödung wird an mehreren Stellen durchgeführt und in mehreren Sitzungen. Dies stellt eine sehr elegante und schmerzarme, ja man kann sagen, schmerzfreie Behandlung dar. Die Patienten stellen meistens bereits nach der 1. Verödungsbehandlung fest, dass ihre Beschwerden deutlich rückläufig sind. Der Vorteil ist der, dass die Injektionen oberhalb der Linea dentata , der Schmerzlinie ablaufen. Alles was oberhalb der Linea dentata durchgeführt wird ist schmerzfrei, da hier keine schmerzleitenden Fasern vorhanden sind. Ist die Behandlung trotzdem schmerzhaft, muss ganz klar gesagt werden, dass die Durchführung falsch war. Hieraus ergeben sich auch die möglichen Komplikationen: wird ein Zuviel des Verödungmittels eingebracht, kann es zu Schwellungen und eventuell zu lokalen Entzündungen kommen, so dass hieraus erhebliche Beschwerden resultieren können. Auch eine zu oberflächliche Injektion ist falsch. Dies kann dazu führen, dass ein Ulkus (Geschwür) innerhalb der Darmschleimhaut entsteht, so dass es auch hier zu Blutungen und Beschwerden kommen kann.

Zur Verödung wird ein spezielles Instrument, das Blond'sche Proktoskop (siehe Abb nächste Seite), in den After eingeführt. Es besitzt eine kleine seitliche Öffnung, so dass die Hämorrhoide in das Instrument hinein fallen kann. Der Arzt kann den Knoten dann eindeutig identifizieren, die Spritze ansetzen und das Verödungsmittel unter die Schleimhaut spritzen.

Wie wir bereits gehört haben liegen Hämorrhoiden Grad 1 vor wenn diese nur innerhalb des Analkanals sichtbar sind und entsprechende Beschwerden verursachen: hierzu zählen Juckreiz, Blutungen und Druckgefühl innerhalb des Analkanals. Äußerlich sind keine Knoten vorhanden; die häufig als Hämorrhoidenknoten angeschuldigten, aussen liegenden Hautfalten, die Marisquen, sind ehemalige abgelaufene Thrombosen der Gefäße um den After herum und haben mit Hämorrhoiden nichts zu tun. Doch hierzu später .

In ganz seltenen Fällen klagen sie über ein diskretes Druckgefühl im Enddarmbereich. Auch weitere Komplikationen wie Blutungen, Abszesse oder Fistelbildungen kommen extrem selten vor, so dass dieses Verfahren als relativ sicher angesehen werden kann.

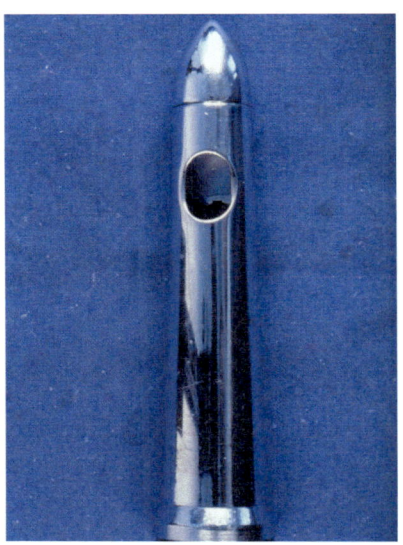

Gummibandligatur

Gummibandligatur (Barron)

Sind die Hämorrhoiden zu groß und treten aus dem Analkanal heraus, können Sie mit Verödungen nicht mehr behandelt werden. Eine wirkungsvolle Behandlung kann allerdings dann mit der Gummibandligatur erfolgen, ein Verfahren mit dem die Hämorrhoiden halb chirurgisch abgetragen werden. Hierzu wird ein Instrument in den After eingeführt (Proktoskop[1]) und mit einem Spezialinstrumentarium der Knoten herangezogen und anschließend ein Gummiring über die Hämorrhoide gestülpt. Dadurch wird die in die ehemalige Hämorrhoide hineinführende Arterie abgedrosselt, so dass die Hämorrhoide unterhalb der Drosselungsstelle absterben kann. Der abgestorbene Hämorrhoidenknoten löst sich dann langsam von der Darmwand ab und wird auf natürlichem Wege ausgeschieden.

Bei sachgemäßer Ausführung ist auch diese Behandlung völlig schmerzfrei da das eigentliche Geschehen oberhalb der Schmerz-leitenden Linie, der Linea dentata, sich abspielt. Allenfalls kann es sein, dass nach der Behandlung ein gewisses Druckgefühl im After auftritt. Der Patient ist über diese Behandlung jedoch in der Regel gut aufgeklärt, da er ein Merkblatt vor der Behandlung erhält, hier wird das Verfahren ausführlich geschildert, auch die Beschwerden die bei der Behandlung auftreten können.

Über Komplikationen wird ebenfalls geredet. Die gefährlichste Komplikation ist die Blutung. Ein Blutgefäß, welches von seinem Blutfluss abgekoppelt ist oder unterbunden, verschließt sich unter Zuhilfenahme der Blutgerinnung, dies nennt man Thrombose. Dies geschieht leider nicht immer. Ist das Blutgefäß noch nicht vollständig verschlossen, kann es zu einer heftigen Blutung kommen. Wir erinnern uns: es handelt sich um Arterien mit dem normalen Blutdruck. Es liegt keine Sickerblutung, wie bei einer Vene

---

1   Proktos= πρωκτός (proktós) für „After"

vor, sondern ein spritzendes Gefäß. Dann muss schnell gehandelt werden. Der Patient wird vor jeder Behandlung eindringlich darauf hingewiesen bei jeder Blutung, es gibt nicht nur harmlose, sofort das Krankenhaus aufzusuchen. Zeitverzögerungen können ein ernsthaftes Krankheitsbild heraufbeschwören, dies kann bis zu einer Schocksymptomatik gehen. Aus chirurgischer Sicht ist die Behandlung denkbar einfach: eine einzige Naht innerhalb des Analkanals reicht völlig aus um die Blutung zu stoppen.

Mir ist es, als ich niedergelassener Proktologe in eigener Praxis war, mindestens einmal im Jahr vorgekommen, dass solch eine dramatische Situation aufgetreten ist. Ich habe dann die Blutung wie oben beschrieben, gestillt und der Patient konnte wieder nach Hause gehen. Da dies meist in den Abendstunden oder nachts vorkam, Personal war keins mehr da und der Doktor war Einzelkämpfer, musste der Patient assistieren und das Operationsproktoskop halten, denn die Blutung lag ja innerhalb des Analkanals. Nach der Naht konnte der Patient in der Regel die Praxis verlassen, selbstverständlich nach Überprüfung der Kreislaufsituation. In ganz wenigen Einzelfällen war nach der Blutstillung wegen einer nicht unerheblichen Kreislaufproblematik eine Beobachtung innerhalb des Krankenhauses erforderlich. Bedingt durch den Blutverlust kam es zu einer kreislaufrelevanten Problematik, der Patient war kaltschweißig und hatte einen schnellen Puls.

Nichtsdestotrotz habe ich die Methode immer gerne durchgeführt, da sie an sich ist sehr effektiv war und ist. Es handelte sich quasi um die fast chirurgische Abtragung eines Hämorrhoidenknotens ohne die bekannten Nachteile der Operation (Schmerzen, langer Heilungsverlauf, Narbenbildung im äußeren Afterbereich). Zusätzlich kommt es durch das absterbende Gewebe und Narbenbildung zu einer nachhaltigen Befestigung auf dem Untergrund. Es kommt zu einer Fixierung des Gewebes und die Neigung des Gewebes, vorfallen zu wollen, wird erheblich reduziert.

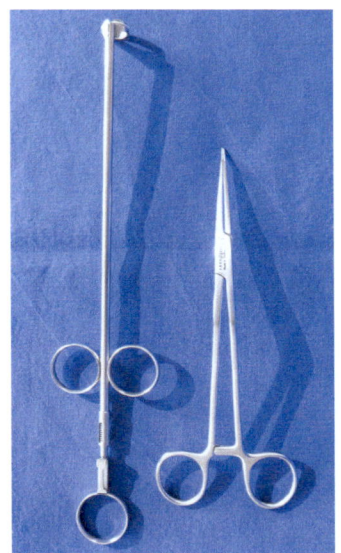

Abb. 13.1: Das Instrumentarium für die Gummibandligatur

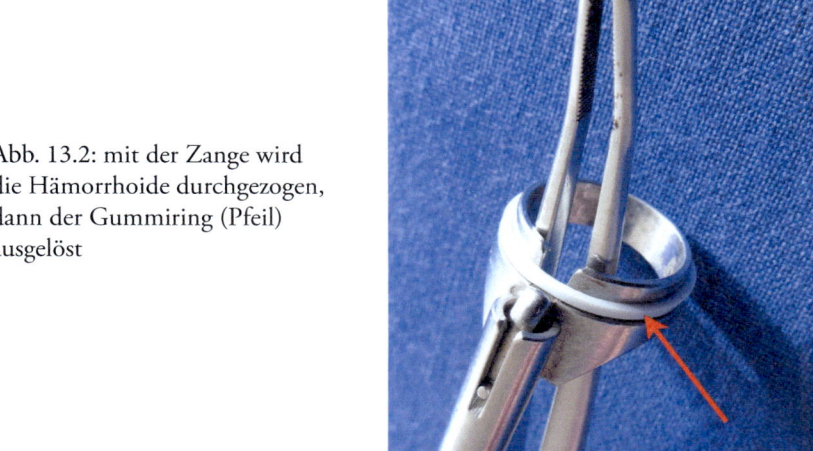

Abb. 13.2: mit der Zange wird die Hämorrhoide durchgezogen, dann der Gummiring (Pfeil) ausgelöst

Abb. 13.3: Die Ligatur ist gelegt, die vorfallende Schleimhaut ist nach aussen gezogen
(keine Hämorrhoide sondern
Schleimhautvorfall)

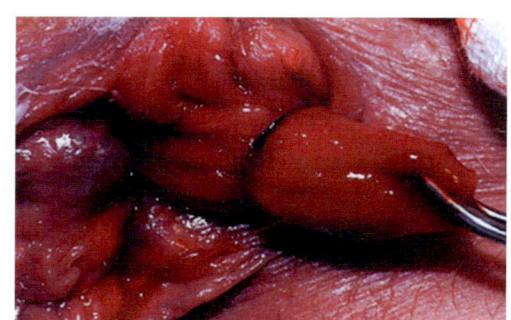

Perianalvenen-
thrombose

Die Perianalvenenthrombose

Dieses Krankheitsbild kommt in der Praxis des Proktologen häufiger vor. Auffällig ist ein plötzlich eintretender Schmerz im Analbereich sowie eine wie aus dem Nichts entstehende Schwellung des Analrandes. Hier ist ein Knoten zu ertasten der, je nach Ausprägung, unterschiedliche Beschwerden hervorrufen kann.

Häufig wird diese Thrombose mit äußeren Hämorrhoiden verwechselt, mit Hämorrhoiden hat dieses Krankheitsbild jedoch nichts zu tun. Die Ursache, die zum Auftreten einer Thrombose im Analbereich führen sind letztendlich noch unbekannt. Patienten klagen häufig über eine vermehrte Druckbelastung im Analkanal, sei es durch übermäßiges Pressen oder zum Beispiel beim Fahrradfahren. Durch das übermäßige Pressen kommt es zu einer Druckerhöhung im Analkanal, so dass sich das venöse Blut schlecht entleeren kann und es zu einer Verminderung der Fließgeschwindigkeit kommt. Wir kennen das von den Krampfadern an den Beinen. Auch hier ist die Fließgeschwindigkeit durch die entzündeten Venenklappen herabgesetzt, so dass Thrombosen entstehen können. Der gleiche Mechanismus liegt im Afterbereich vor, nun kann es auch hier zu einer Thrombose kommen.

Bei hormonellen Umstellungen, wie in einer Schwangerschaft, kann es ebenfalls gehäuft zum Auftreten von perianalen Thrombosen kommen. Aber auch das Auftreten aus dem Nichts heraus, ohne äußere Einwirkung, wird von Patienten häufig beschrieben. Bei kleineren Knoten, die selten massive Beschwerden hervorrufen, wird der Arzt in der Regel nicht aufgesucht.

Größere Knoten können neben den heftigen Schmerzen jedoch ebenfalls eine erhebliche störende Knotenbildung um den Analkanal herum hervorrufen. Nicht selten, wenn das Krankheitsbild schon einige Tage angedauert hat, kann es an dem Punkt der höchsten Druckbelastung zu einer Spontanperforation kommen wo sich der Thrombusknoten bereits den Weg nach draußen gebahnt hat. Sobald die Spontanperforation erfolgt ist und der Druck innerhalb des Knotens nachgelassen hat, sind die Patienten auch beschwerdefrei. Beunruhigend für sie ist lediglich die nachfolgende dunkelrote Blutung, ganz im Gegensatz zu der typischen hellroten Blutung von Hämorrhoiden.

Wichtig ist, dass die perianale Thrombose von einem Abszess unterschieden wird. Der Arzt findet bei einem Abszess die typischen Zeichen der Entzündung wie Rötung und nicht lokalisierbare Schmerzen im Afterbereich. Häufig sind Allgemeinsymptome wie Fieber, Abgeschlagenheit und ein richtiges Krankheitsgefühl. Schwierig wird die Diagnosefindung, wenn die Thrombose nicht so offensichtlich von außen sichtbar ist, sondern sich innerhalb des Analkanals befindet. Unumgänglich ist dann eine Untersuchung mit dem Finger, auch wenn der Patient dies als äußerst unangenehm und schmerzhaft empfindet. Aber dann tastet man den prall elastischen kleinen Tumor. Die nachfolgende Untersuchung mit dem Proktoskop sichert dann die Diagnose. Hierüber kann dann auch die kleine Inzision, wie später beschrieben, zur Druckentlastung erfolgen.

Die kleineren Thrombosen werden häufig dem natürlichen Verlauf überlassen, d.h. dass das Gegenteil der Gerinnung, die Fibrinolyse, den Thrombus langsam auflöst. Auch die bereits erwähnte spontane Perforation und Druckentlastung sorgt für Beschwerdefreiheit, so dass der Arzt im weiteren Verlauf nicht mehr aufgesucht wird.

Therapeutisch ergeben sich zwei Möglichkeiten: die Eröffnung des Knotens mit dem Skalpell so dass der Thrombus unter leichtem Druck geborgen werden kann oder die chirurgische Entfernung des gesamten Knotens in Lokalanästhesie. Die Entscheidung, welche

Therapie angewandt wird, liefert die individuelle Krankengeschichte des Patienten und der Lokalbefund. Denn wenn der Thrombus nämlich schon älter ist, kommt es zu einem Verwachsen mit der Innenseite des Haut des Knotensackes, so dass dieser nicht mehr so einfach hervor zu drücken ist. Dann muss der gesamte Knoten entfernt werden. Gleichzeitig wird durch die nachfolgende Naht die Vene sicher verschlossen, so dass es nicht mehr zu einem Wiederauftreten kommen kann.

Bei der reinen Inzision und Hervordrücken des Thrombus kann es durchaus vorkommen, dass der gleiche Knoten durch eine erneute Thrombosierung am nächsten Tag wieder vorhanden ist. Dann ist allerdings die en-bloc Entfernung des Knotens angezeigt. Die Nachbehandlung ist relativ einfach: der Stuhl wird durch Medikamente weich gehalten, nach dem Stuhlgang werden Sitzbäder durchgeführt und Kompressen mit lokal anästhesierenden Salben (z.B. Dolo-Posterine) aufgetragen. Arbeitsunfähigkeit ist nach diesem kleinen Eingriff nur für wenige Tage gegeben. Viele Patienten, vor allen Dingen Selbstständige, bestehen darauf, weiter arbeiten zu können. Nach dem völligem Abheilen der kleinen Wunde sollten auf jeden Fall die inneren Hämorrhoiden inspiziert werden, nicht selten sind diese vergrößert. Hier sollte dann eine anschließende Verödungsbehandlung durchgeführt werden.

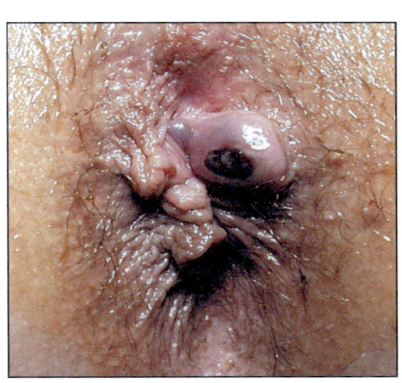

Abb.14.1: Eine kleine perianale Thrombose, wo der Thrombus kurz vor dem Durchbruch steht (Perforation)

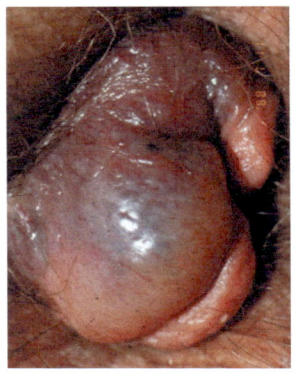

Abb.14.2: Eine größere Thrombose mit massiver Schwellung der Umgebung. Der Thrombus schimmert bläulich durch.

Marisquen

Marisquen

Marisquen werden sehr häufig mit Hämorrhoiden verwechselt. Ein wesentliches Unterscheidungsmerkmal ist die Tatsache, dass sie sich nicht füllen, wenn man den Patienten pressen lässt. Bei äußerer Betrachtung stellen Sie Hautfalten dar, die um den Analkanal herum auftreten. Die Hautlappen sind Überbleibsel von entzündlichen Vorgängen, die sich zurückgebildet haben.

Als Entzündungen kommen am häufigsten die Perianalvenenthrombosen infrage. Hierbei löst sich der innerhalb des äußeren Knotens vorhandene Thrombus langsam auf und die äußere Hülle, der Hautsack, bleibt zurück. Der bindegewebige Umbau weist häufig Ähnlichkeit mit gestielten, polypenartigen Fibromen, auf. Bei chronischem Verlauf können die Marisquen zu respektablen Auswüchsen um den After herum anwachsen, so dass nicht nur der Stuhlgang erheblich eingeschränkt wird, sondern auch Probleme bei der täglichen Analhygiene auftreten können.

Die zerklüftete Hautoberfläche ist natürlich ein ideales Nährmedium für die Bakterien, die mit dem Stuhl ausgeschieden werden. In diesen Nischen können sie sich rasch vermehren und lokal teilweise massive Entzündungen verursachen, der Gang zum Arzt ist dann eine absolute Notwendigkeit. Sekundärentzündungen wie Ekzeme, aber auch Pilzerkrankungen treten dann auf. Da sie aber normalerweise keine Beschwerden verursachen, kommen die Patienten in diesem Fall relativ spät zum Arzt.

Häufig spielen auch kosmetische Gesichtspunkte eine Rolle. Die Entfernung der Marisquen gestaltet sich als nicht so einfach, wie die Patienten sich dies vorstellen oder erhoffen.

15. Marisquen

Bei der Abtragung der Marisquen muss immer daran gedacht werden, dass ausreichende Hautbrücken des sensiblen Anoderms[1] verbleiben. Sie haben für die Kontinenzfunktion eine erhebliche Bedeutung. Ausgedehnte chirurgische Maßnahmen können durch Narbenbildungen und anschließender Schrumpfung Verengungen im Analbereich hervorrufen, so dass der Stuhlgang mechanisch ebenfalls erheblich eingeschränkt wird.

Die Diagnose wird durch sorgfältige Inspektion des Analbereiches gestellt. Wichtig ist es, den Patienten über die Harmlosigkeit der Knotenbildungen aufzuklären und dass eine Behandlung nicht unbedingt erforderlich ist, eine ausreichende Analhygiene ist jedoch zu empfehlen. Kleinere Marisquengebilde können ambulant in lokaler Betäubung entfernt werden, größere Komplexe werden in ausreichender Analgesie oder gar Narkose abgetragen. Die resultierenden Defekte müssen dabei im Sinne einer Analplastik versorgt werden (Kontinenzfunktion!).

Sind die Marisquen abgetragen, müssen Sie unbedingt feingeweblich untersucht werden. Die Erfahrung der letzten Jahre hat gelehrt, dass gelegentlich ein bösartiger Tumor (Analkarzinom) innerhalb der Marisquen festgestellt wird. Meistens ist dies ein harmloser Hautkrebs im Frühstadium, so dass mit der chirurgischen Entfernung eine Heilung erzielt werden kann. Allerdings sind engmaschige Kontrollen unbedingt erforderlich um ein Wiederauftreten des Tumors im Frühstadium erfassen zu können.

---

1   Anoderm = Haut um den After herum, die bis zur Linea dentata hineinzieht

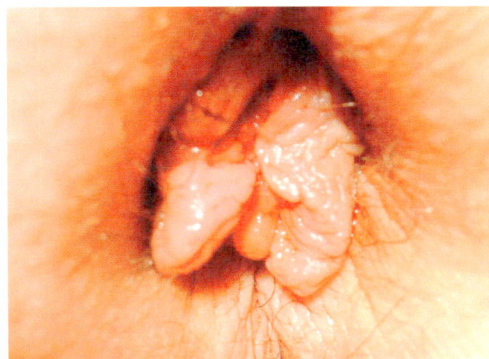

Abb. 15.1: Marisquen mit Blutung aus dem After

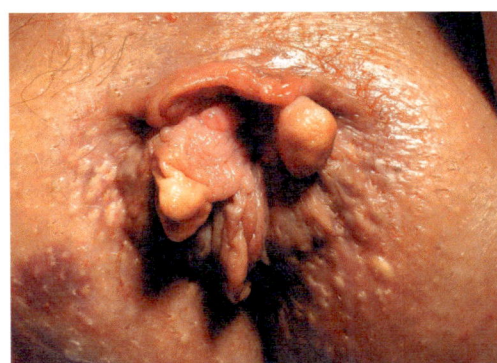

Abb. 15.2: Marisquen mit Analpolypen bei 1 h

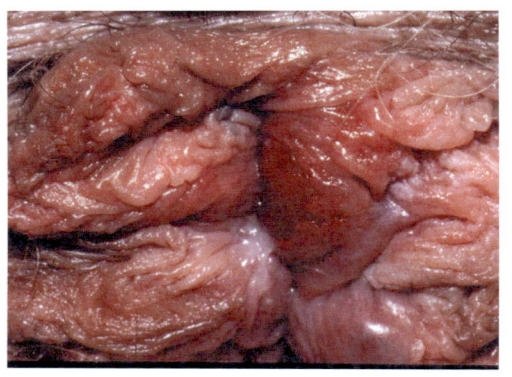

Abb. 15.3: Marisquen mit Schleimhautvorfall aus dem After

CED

CED = Chronisch entzündliche Darmerkrankung

Entzündliche Darmerkrankungen werden in jüngster Zeit immer häufiger diagnostiziert. Man kann sie grob in zwei Gruppen unterteilen: in der ersten Gruppe sind die Ursachen für die entzündlichen Darmerkrankungen bekannt. Dann gibt es entzündliche Darmerkrankungen, deren eigentliche Ursache man nicht kennt.die Darmentzündungen mit bekannter Ursache sind am häufigsten die infektiöse Colitis, die medikamenteninduzierte Colitis, die Colitis, bedingt durch Durchblutungsstörungen sowie die Strahlenschäden. Seltenere Entzündungen sind die Diversionscolitis, die pseudomembranöse Colitis und die Divertikulitis.

Den ungeklärten Ursachen sind die Colitis ulcerosa, der Morbus Crohn, die lymphozytäre Colitis und die kollagene Colitis zugeordnet. Da die Colitis ulcerosa und der Morbus Crohn das Hauptproblem in der Praxis des Gastroenterologen bzw. Kolo-Proktologen darstellt, sollen diese von allen entzündlichen Darmerkrankungen vorrangig besprochen werden.

Die Vorstellung, wie es zu einer entzündlichen Darmerkrankungen kommen kann, hat sich in den letzten Jahren erheblich gewandelt. Ging man früher von einer Autoimmunerkrankung aus, haben neuere Erkenntnisse gezeigt, dass es zu einer Umverteilung der Schleimbarriere auf der Dickdarmschleimhaut kommt. Die Umverteilung sorgt dafür, dass hier ein Barrieredefekt auftritt, so dass die natürliche Bakterienflora direkt auf die Darmschleimhaut einwirken und Entzündungen hervorrufen kann. Die Schleimschicht auf der Darmwand schirmt diese normalerweise gegen die Bakterien innerhalb des Darmes ab. Durch den Barrieredefekt kommt es zu einer vermehrten, aggressiven Attacke auf die Darmschleimhaut und entzündliche Reaktionen sind die Folge. Diese neueren Erkenntnisse nähren die Hoffnung, dass es zu einer verbesserten, zielgerichteten Behandlung der chronischen Entzündungen innerhalb des Darmes kommen kann. Bisher war die Behandlung der chronisch entzünd-lichen Darmerkrankungen lediglich rein symptomatisch. Die Hoff-nung liegt darin begründet, dass das bessere Verständnis der ursächli-chen Veränderungen auf der Darmschleimhaut zu neuen Therapien führen könnten. In den Mittelpunkt der gegenwärtigen Forschung rückt das so genannte Mikrobiom, die Schleimschicht einschließlich der Bakterien, die in den oberen Schichten vorhanden sind. Die tie-feren Schichten dieser Schleimschicht sind praktisch steril, was sehr verwunderlich ist. Besteht doch die Bakterienflora des Dickdarmes aus aber Milliarden und Trillionen von Bakterien.

Bei Patienten mit Morbus Crohn sieht das ganz anders aus: hier findet man eine Besiedelung der gesamten Schleimschicht durch-gängig bis zur Darmwand. Beim normalen, gesunden Patienten be-steht die innere Schleimschicht aus antibakteriellen Eiweißstoffen sowie gegen Bakterien gerichtete Abwehrstoffe. Sie schirmen die Darmschleimhaut gegen die Bakterien ab, die normalerweise im Darm vorhanden sind. Dies zeigt auch, dass Patienten mit Morbus Crohn primär ein Darmproblem haben und weniger eine Entzün-dung, die sich ja auch auf andere Organe erstrecken müsste. Auch ist bisher kein Fall bekannt, dass sich ein Patient mit Morbus Crohn angesteckt hat.

Bei der Colitis ulcerosa sind die Verhältnisse etwas anderes. Die-se weisen gegenüber einem gesunden Patienten eine relativ dünne Schleimschicht auf. Dies liegt hauptsächlich an den Schleimhaut-zellen die in ihrer Produktion von Schleim eingeschränkt sind. Die Barrierefunktion der Schleimhaut ist somit eingeschränkt und die Bakterien können auf der Schleimhaut ihre Entzündungsprozesse einleiten. Bei der Colitis ulcerosa ist der Dickdarm kontinuier-lich entzündet wobei der Mastdarm fast immer mit betroffen ist. Der Analkanal selber ist entzündungsfrei, so dass hier auch seltener Analfisteln auftreten können. Treten Fisteln auf liegt der hochgradi-ge Verdacht auf einen Morbus Crohn vor. Da auch eine bakterielle Entzündung vorliegen kann (Salmonellen!) muss eine Probe aus der Darmschleimhaut entnommen werden um eine feingewebliche Untersuchung einzuleiten. Erst dann ist die Diagnose einer Colitis ulcerosa gesichert.

Die Behandlung besteht in entzündungshemmenden Medikamenten, auch immunsuppressive Medikamente kommen zum Einsatz, im schweren Entzündungschub sind auch Cortisonpräparate angezeigt. Häufig liegt eine so schwere Entzündung vor, dass das Leben des Patienten gefährdet ist. Hier muss der Chirurg ran und den erkrankten Dickdarmanteil entfernen. Zwingend liegt das vor, wenn ein Durchbruch durch die Darmwand vorliegt und eine Bauchfellentzündung die Folge ist. Auch schwere, explosionsartig verlaufende Entzündungsschübe zwingen zur chirurgischen Intervention.

Massive Blutungen, ein Darmverschluss oder ein Darmdurchbruch (Perforation) ist die Domäne der Chirurgie. Nicht verschwiegen werden soll die Tatsache, dass die Colitis ulcerosa chirurgisch heilbar ist. Wenn nämlich der gesamte Dickdarm entfernt worden ist, liegt für die Entzündung keine Basis mehr vor. Neuerdings gibt es Maßnahmen um das früher unbedingt erforderliche Stoma[1] zu vermeiden. Aus Dünndarm wird ein Ersatzreservoire geschaffen welches an den Analkanal angeschlossen wird. Auch der Schließmuskel kann belassen werden. Anfänglich ist der Patient durch die häufigen Durchfälle (die „Verdickungsmaschinerie" fehlt) erheblich eingeschränkt, im Laufe der Zeit passt sich der Darm aber an die geänderten Verhältnisse an, so dass ein fast normales Stuhlverhalten vorliegt.

Unbedingt erforderlich ist die Entfernung des gesamten Dickdarmes wenn sich bei den Probenentnahmen aus der Schleimhaut Zellen finden, die bereits den Weg zum Dickdarmkrebs hin gebahnt haben. Dies ist das große Risiko bei der Colitis ulcerosa, so dass

---

1   Stoma = künstlicher Darmausgang

die Patienten, bei denen bereits Zellveränderungen aufgetreten sind, unbedingt und zwingend operiert werden müssen.

Ganz anders ist die Therapie beim Morbus Crohn zu sehen. Der Morbus Crohn wurde nach seinem Entdecker Crohn benannt und im Jahre 1932 erstmalig beschrieben. Anfänglich hat man die Entzündung nur im letzten Dünndarmabschnitt gesehen bevor dieser in den Dickdarm einmündet. Im Prinzip aber können alle Abschnitte des Magendarmtrakt von den Lippen bis zum After befallen sein.

Das endoskopische Bild sieht hier gegenüber der Colitis ulcerosa etwas anders aus: Einzelne, flächenhafte Defekte der Darmschleimhaut, wie ausgestanzt, liegen neben völlig normalen Schleimhautarealen. Das Bild erinnert an ein Pflaster-Relief. Hier treten sehr häufig Fistelbildungen im Analbereich auf. Ausgedehnte Fistelsysteme sollten immer an die Möglichkeit eines Morbus Crohn denken lassen. Eine endoskopische Untersuchung des gesamten Dickdarmes ist unbedingt angezeigt. Auch hier ist, wie bei der Colitis ulcerosa, lediglich eine symptomatische Behandlung möglich. Entzündungshemmende Medikamente, Immunsuppressiva und Kortisonpräparate sind hilfreich.

Eine operative Behandlung ist nur selten erforderlich, allerdings sind die ausgedehnten Fistelbildungen im Analbereich fast immer nur chirurgisch beherrschbar. Eine konservative, medikamentöse Behandlung sollte einer chirurgischen Intervention immer vorangehen, da lokal die Entzündungen unter der Therapie deutlich rückläufig sind. Häufig kommt eine Fadendrainage zum Einsatz, eine Behandlung die bereits Hippokrates bei Analfisteln anwandte. Liegt jedoch ein Abszess vor, muss sofort gehandelt werden: der Abszess muss unverzüglich eröffnet werden um den Eiter abzulassen, da sonst eine Blutvergiftung entstehen kann.

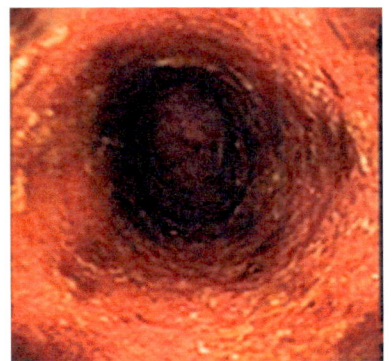

Abb. 16.1: Hochentzündli-
che Colitis ulcerosa

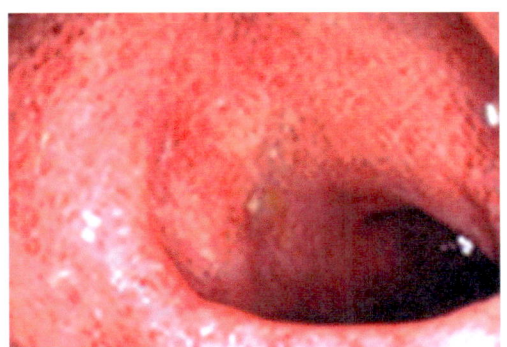

Abb. 16.2: Colitis ulcerosa

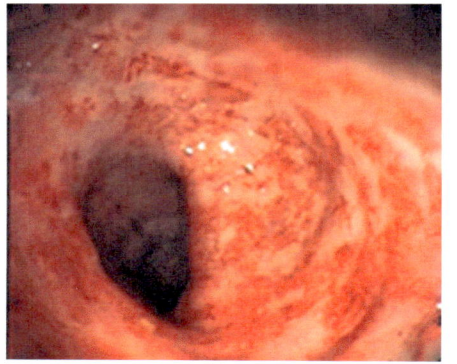

Abb. 16.3: Morbus Crohn

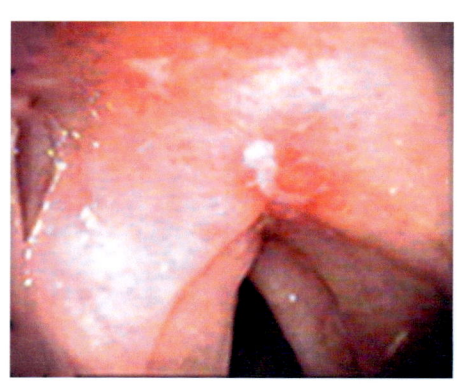

Abb. 16.4: Morbus Crohn
mit Ulkus

Divertikel

Die Divertikelkrankheit

Die Divertikulose des Dickdarms ist eine verbreitete Erkrankung, die etwa 50 % aller Europäer über 60 Jahren trifft. Doch nur bei einem geringen Prozentsatz dieser Menschen kommt es zu Beschwerden durch die Divertikel und noch weniger werden sich jemals einem operativen Eingriff unterziehen müssen.

Was ist denn nun eine Divertikulose? Divertikel sind Aussackungen des Dickdarms, welche in der Darmwand entstehen. Zu 98 % werden sie im Sigma bzw. im linksseitigen Dickdarm nachgewiesen, sie können jedoch auch den gesamten Dickdarm befallen. Mit dem Begriff Divertikulose bezeichnet man das Vorhandensein dieser Aussackungen, unter Divertikulitis versteht man die komplizierte Form der Divertikulose im Sinne einer Entzündung. Die Hauptsymptome der Divertikulose sind Bauchschmerzen (meist im linken Unterbauch), Durchfälle, Krämpfe, Veränderungen des Stuhlverhaltens und gelegentlich heftige Blutabgänge aus dem After. Diese Symptome treten jedoch nur bei sehr wenigen Divertikelträgern auf und sind manchmal sehr schwer zu unterscheiden von funktionellen Beschwerden wie z.B. dem Reizdickdarm (Colon irritabile). Eine Divertikulitis - eine Entzündung der Divertikel - kann eine Reihe der folgenden Symptome verursachen: Schmerzen, Fieber, Schüttelfrost und Veränderungen des Stuhlverhaltens. Stärkere Beschwerden treten meistens bei schweren Komplikation, wie z.B. bei einem Durchbruch des Dickdarms oder einer Abszess- bzw. Fistelbildung auf.

Wie kommt es zu einer Divertikulitis?

Viele Untersuchungen weisen darauf hin, dass es sich um eine Zivilisationskrankheit handelt. In den USA und Europa kommt sie sehr häufig vor, bei der Bevölkerung Schwarzafrikas fast nie, da sich die Menschen dort überwiegend mit pflanzlicher und schlackenreicher Kost ernähren. Eine ballaststoffarme Ernährung über viele Jahre hinweg verursacht einen erhöhten Druck im Dickdarm und begünstigt somit die Ausbildung von Aussackungen oder Divertikeln.

Welche Behandlungsmöglichkeiten gibt es bei der Divertikulose? Die Divertikulose wird normalerweise diätetisch behandelt. Gelegentlich sind Medikamente notwendig zur Behandlung von Schmerzen, Krämpfen und Stuhlunregelmäßigkeiten. Durch eine vermehrt ballaststoffreiche Ernährung aus Korn, Gemüse, Obst usw. - und manchmal durch Vermeidung bestimmter Lebensmittel - kann der Druck innerhalb des Dickdarms reduziert und Komplikationen mehr oder weniger verhindert werden.

Die Divertikulitis, also die Entzündung von Divertikeln, erfordert eine intensivere Therapie. Leichte Fälle können ambulant behandelt werden, jedoch muss dies im Einzelfall immer von Ihrem Arzt entschieden werden. Die Therapie besteht in der Regel aus der Gabe von Antibiotika, einer Vermeidung von blähenden oder schwerverdaulichen Speisen und evtl. der Gabe von Stuhlweichmachern. Schwerere Fälle müssen unter stationären Bedingungen mit intravenöser Antibiotikagabe und strikter Diät behandelt werden. Auf diese Art und Weise können die meisten akuten Anfälle erfolgreich behandelt werden. Chirurgische Maßnahmen kommen zum Einsatz, wenn sich Erkrankungsepisoden in kurzen Abständen häufen, wenn Komplikationen oder sehr schwere Attacken auftreten oder wenn eine medikamentöse Behandlung keinen oder nur wenig Erfolg zeigt. Sollte es zu einer Operation kommen, wird gewöhnlich ein Teil des Dickdarms - in der Regel der linksseitige Dickdarm entfernt.

17. Divertikel

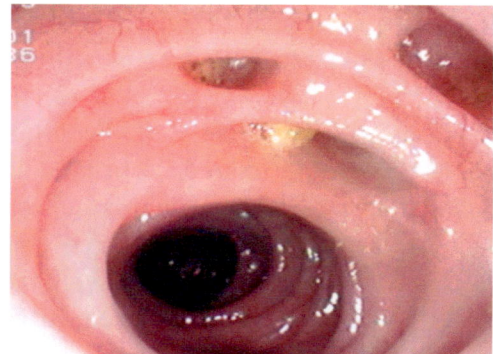

Abb. 17.1: Divertikel im Sigma

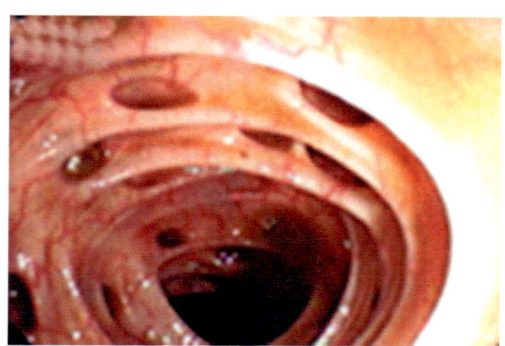

Abb. 17.2: Divertikel im Transversum

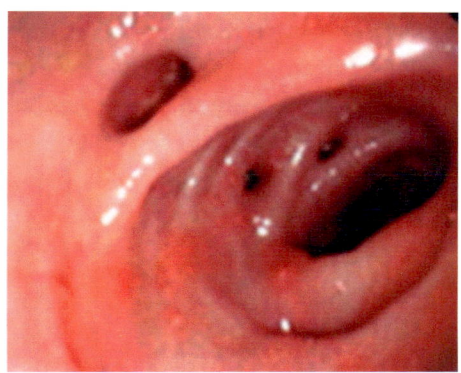

Abb. 17.3: Divertikel im Sigma mit Entzündung

Colon-Hydro-Therapie

Colon-Hydro-Therapie oder - wo ist die Schlacke?

Wer im Web nach Colon-Hydro Therapie sucht, findet jede Menge Angebote von Heilpraktikern, Wunderheilern, aber auch Ärzten, die dieses Verfahren anbieten. Wo kommt die Faszination her, dass Patienten diese Therapieform wählen um angebliche Schlacken aus dem Darm zu entfernen. Zuerst einmal steht die Frage im Raum ob überhaupt Schlacken vorhanden sind? Muss man sich die Schlacken im Sinne eines Kohlekasten vorstellen, der nicht verbrannte Kohlenbestandteile, nämlich Asche oder Rückstände eines Hochofens, Schlacke, beinhaltet? Oder handelt es sich wirklich um Stoffwechselprodukte, die ausgeschieden werden müssen, weil die verlangsamte Ausscheidung oder der verminderte Transport eine Krankheit - erregende Potenz in sich birgt.

Um diese Frage beantworten zu können, muss man in der Medizingeschichte weit zurück gehen. Empedokles von Agrigent (490-430 v.Chr.) war der Urvater der Viersäfte-Theorie, worauf sich damals alle Erkrankungen aufbauten. Hierzu gehörte ein philosophischer Überbau, der postulierte, dass die Welt sich aus 4 Elementen zusammensetzte: Erde, Wasser, Luft und Feuer. Ergänzend hierzu wurden 4 Säfte postuliert, wobei jedem Saft Grundqualitäten des Lebens zugeordnet wurden. So gehörte warm und feucht zu Blut, kalt und feucht zu Schleim, warm und trocken zur gelben Galle und kalt und trocken zur schwarzen Galle. Ein heißer und feuchter Mensch, also ein schwitzender Patient wies auf Blut hin und bedurfte eines Aderlasses. Tausende, wenn nicht Millionen von Patienten wurden so im Laufe der Jahrhunderte durch ihre künstlich herbeigeführte Anämie (nichts anderes ist der Aderlass) in den Tod getrieben.

Hieraus wurden Behandlungsprinzipien übernommen, in dem Sinne, dass Schadstoffe abgeleitet werden und somit eine Entgiftung des Körpers stattfinden konnte. Aderlässe, Schröpfkuren, Blutegel, sowie Maßnahmen zur Stuhlförderung und der Urinproduktion zählten zu dem Oberbegriff der Ausleitungen. Auch das Schwitzen zählte hierzu, da man annahm auch hierdurch Giftstoffe aus dem Körper entfernen zu können.

Diese Behandlungsprinzipien wurden später auch von Hippokrates, Galen und Paracelsus, den Top Ärzten ihrer Zeit, übernommen. Die Theorie, die hinter diesen „Naturheilmaßnahmen" steckt, stammt also aus dem Altertum und muss somit in Kategorien eingeordnet werden, die mit wissenschaftlichen Kriterien, die es damals noch nicht gab, nicht zu fassen sind. Man muss sich immer vergegenwärtigen, dass es sich um mittelalterliche Medizin handelt.

Die Vorstellung, dass Krankheiten ausgeleitet werden müssen, ist grundlegend falsch, da das physiologische Geschehen geradezu konträr ist. So ist gerade beim   Stuhlgang die Annahme, es handele sich um Schlacken, völlig falsch. Im Gegenteil, für die Darmgesundheit ist es unbedingt erforderlich das natürliche Gleichgewicht der Bakterien, Pilze und Enzyme innerhalb des Darmes zu gewährleisten um eine ausgewogene Homöostase[1] zu erreichen.

Mein alter Freund Prof. Dr. Joachim Winter, wir absolvierten unsere gemeinsame „Lehrzeit" bei Prof. Hoffmann in Wuppertal, ist heute Professor für Herzchirurgie an der Universität Düsseldorf. Er erkannte als einer der Ersten im Jahre 1983, dass der Stuhl und seine Abbauprodukte für die eigentliche Darmgesundheit unbedingt erforderlich ist. Ihm fiel nämlich auf, dass Därme, die von dem natürlichen Stuhlgang abgekoppelt sind (die Patienten erhielten einen künstlichen Darmausgangs wegen anderer Darmkrankheiten), schwer erkrankten. Es handelte sich um eine so genannte Diversionskolitis, eine schwere Entzündung des Darmes. Hieraus wurde gefolgert, dass der Darm für eine normale Tätigkeit und für eine reibungslose Funktion unbedingt den Stuhlgang braucht. Das Ziel musste also sein, den unnatürlichen Zustand der künstlichen

---

[1]   Homöostase (griechisch ὁμοιοστάσις homoiostásis = Gleichstand

Darmableitung, die radikalste „Schlackenableitung", die man sich vorstellen kann, zu beseitigen. Dies wird auch heute angestrebt. Wer sich mit diesen Dingen auskennt, wird kaum von „Schlacken", einem wissenschaftlichen Humbug, reden.

Im Prinzip stellt die Colonhydrotherapie nichts anderes dar als Einläufe, die eine Darmreinigung hervorrufen. Bei Verstopfungen mögen diese Maßnahmen sinnvoll sein, ansonsten sind sie nur gefährlich. Patienten mit Darmausstülpungen (Divertikel), haben ein großes Risiko, durch die Colon-Hydro-Therapie eine Perforation des Darmes zu erleiden. Ist dies der Fall, besteht akute Lebensgefahr, da durch die Perforation des Darmes Stuhlpartikel in die freie Bauchhöhle gelangen und hierdurch eine schwere Bauchfellentzündung hervorrufen wird. Andere Nebenwirkungen sind beschrieben worden: so kann es zu Krämpfen und damit Irritationen der Darmwand kommen ebenso zu Elektrolytentgleisungen, eine Wasservergiftung (Intoxikation) und Infektionen. Durch die Spülung wird das sorgsam aufgebaute Gleichgewicht der Darmbakterien - Zusammensetzung empfindlich gestört und es braucht eine lange Zeit bis dieses Gleichgewicht wieder hergestellt worden ist. Außerdem ist das Spülen völlig überflüssig: die Schleimhaut der Darmwand wird durch den Schleim so abgedichtet, dass eben schädliche Bakterien diese Barriere nicht durchdringen können und somit in den Blutkreislauf gelangen. So ist natürlich auch verständlich, dass sicher kein Einfluss auf das Immunsystem durch Darmspülungen hervorgerufen wird.

Ein weiteres Problem ist das der Rückvergiftung. Diese Autointoxikation geistert immer wieder durch die Gazeten und den Werbeprospekten der „Darmspüler". Mittlerweile ist dies wissenschaftlich widerlegt. Alle Patienten die unter einer chronischen Verstopfung leiden, müssten demnach schwere Vergiftungserscheinungen aufweisen. Dass dies nicht der Fall ist, ist bekannt. Die Beschwerden der Patienten, die verstopft sind, werden durch die Überdehnung des Darmes hervorgerufen und durch den Stau des Stuhlgangs innerhalb des gesamten Darmes. Es stellt ein lediglich mechanisches Problem dar, welches durch eine ausgewogene Ernährung und ausreichende Flüssigkeitszufuhr beseitigt werden kann.

Selbstverständlich muss bei den chronischen Verstopfungen eine mechanische Ursache ausgeschlossen werden. Neben den Auslassstörungen im Enddarmbereich können zusätzlich Verdrehungen des Darmes vorkommen, auch Fehlkonstruktionen innerhalb der Darmwand, bezogen auf das Nervengeflecht, können vorliegen , so dass der Darm einfach zu langsam arbeitet und die Verweildauer des Stuhlgangs im Darm selbst heraufgesetzt wird. Eine Untersuchung (Kolon-Transit-Zeit) kann dies ganz einfach feststellen: dem Patienten werden in einer Kapsel Röntgenmarker verabreicht und nach 5 Tagen eine Röntgenaufnahme des Bauches angefertigt. Sind keine Röntgenmarker mehr nachweisbar, arbeitet der Darm ordnungsgemäß, sind Röntgenmarker diffus im gesamten Darm verteilt, liegt eine Transportstörung vor, am ehesten durch ein krankhafte Nervenverteilung innerhalb der Darmwand. Bei einer Auslassstörung sind die Röntgenmarker im unteren Darmabschnitt, z.B. Mastdarm oder Sigma nachweisbar. Zeigt man dem Patienten sein Röntgenbild mit den nicht mehr vorhandenen Markern ist er fast schon geheilt, er hat es nun „schriftlich", dass keine Störung vorliegt.

Zu den Ausleitungstherapien zählt auch das Fasten. Hierbei sollen angeblich ebenfalls Schlacken aus dem Körper ausgeschieden werden, durch den Nahrungsentzug käme es zu einer Reinigung. Einen Hinweis darauf, dass dies so sein soll, stellt der üble Geruch dar, den fastende Patienten verbreiten. Dies ist leider ein Irrtum! Der üble Geruch ist Ausdruck einer schweren Stoffwechselentgleisung, da der Körper in den Hungermodus umgeschaltet hat und somit Ketonkörper entstehen, die diese Gerüche hervorrufen. Durch die Stoffwechselentgleisung kommt es auch zu einer Stimmungsaufhellung im Sinne einer Euphorie da im Gehirn vermehrt Endorphine ausgeschüttet werden. Hier muss dann wieder mit Einläufen behandelt werden, da diese Patienten schwere Verstopfungserscheinungen aufweisen, bedingt durch den Nahrungsentzug. Auch langfristig sind die Ergebnisse des Fastens schlecht, da der Körper nach Umstellung in den Hungermodus begierig jegliche neu angebotenen Kalorien aufsaugt um seine Fettdepots wieder aufzufüllen. Das Wort Jo-Jo-Effekt ist hier beredtes Beispiel und jedem bekannt.

Mikrobiom

19. Mikrobiom

In letzter Zeit rückte die Zusammensetzung der Schleimhaut-schichten des Dickdarmes in den Fokus der Betrachtungen über die Entstehung vielfältiger Erkrankungen. Hierzu zählen nicht nur die chronisch entzündlichen Darmerkrankungen (CED), sondern auch andere Erkrankungen, die durch eine Fehlfunktion der Schleimhautbarriere verursacht werden. Ein entscheidender Faktor hierbei ist die Zusammensetzung der Bakterienflora. Diese Flora ist im Prinzip ein eigener Kosmos. Etwa 1000 Trillionen Bakterien besiedeln den Darm, dies entspricht etwa dem Zehnfachen der Anzahl unserer Körperzellen. Die gesamte Darmflora hat ein Gewicht von 1-2 kg. Das Mikrobiom, so nennt man die Gesamtheit der Bakterien, teilt sich in mehrere Schichten auf: die äußere Schicht ist mit Bakterien dicht besiedelt, zur Darmwand hin nimmt diese Besiedlung ab, bis die innerste Schicht völlig steril ist. Beim gesunden Menschen ist diese Zusammensetzung an Bakterien festgelegt, individuelle Unterschiede sind hier natürlich vorhanden. Über 1000 verschiedene Arten von Bakterien bilden diesen Bakterienschild. Interessant ist die Vielfalt der Gene die hier wirksam sind: es sind mehr als 3,3 Millionen verschiedenartige Gene, etwa 150 mal mehr als der Gen-Pool unseres eigenen Körpers. Eine Veränderung der Darmflora kann durchaus die Ursache für die Entstehung der verschiedensten Krankheiten darstellen. Nicht nur die chronisch entzündlichen Darmerkrankungen fallen hierunter sondern auch Verdauungs-störungen, das Reizdarmsyndrom und abdominelle Missempfin-dungsstörungen wie Bauchkrämpfe und Flatulenzen[1]. Eine wichtige Schnittstelle zwischen dem Mikrobiom und dem Menschen ist die Ernährung. Hierüber kann ein erheblicher Einfluss auf die Zusammensetzung der bakteriellen Flora ausgeübt werden. So kann zum Beispiel bei einer kohlenhydratreichen Ernährung das Gleich-gewicht zu den Bakterien hin verschoben werden, die Kohlenhyd-rate verstoffwechseln. Die Folgen sind vermehrte Gasbildung und die damit verbundenen Unannehmlichkeiten, wie geblähter Bauch usw. Auch die Stoffwechselaktivität der äußeren Schleimschicht mit

---

1   Flatulenz, lateinisch flatus Wind, Blähung

ihrer Bakterienbesiedlung ist eminent wichtig. Hier werden gegen krankmachende Keime wirksame Eiweißstoffe produziert, welche die Abwehr in diesem Bereich koordinieren. In der äußeren Schicht befinden sich zusätzlich neben den antibakteriellen Peptiden[2] noch Defensine[3] und andere Eiweißstoffe. Die innere und die äußere Schleimschicht schirmen die empfindliche Darmoberfläche gegen krankmachende Keime wirkungsvoll ab, sie funktionieren quasi als Barriere. Zur Zeit laufen intensive Forschungsvorhaben um Medikamente zu entwickeln, welche die Barriere-Funktion der Schleimschicht wiederherstellen sollen. Besonders bei den chronisch entzündlichen Darmerkrankungen hat man festgestellt, dass Defekte in der Schleimschicht das Eindringen von krankmachenden Bakterien und ihren Stoffwechselprodukten durch die Darmwand Immunreaktionen auslösen können. Eine Störung der Zusammensetzung der Darmflora nennt man auch Dysbiose. Lücken in der Bakterienschicht der Darmflora werden gerne von Pilzen besiedelt, hier ganz besonders von Candida Stämmen. Die Folgen können neben Hauterkrankungen auch Darmentzündungen und rheumaähnliche Beschwerden sein. Die harmloseren Beschwerden, die durch Pilze hervorgerufen werden, sind übermäßige Blähungen und ein aufgetriebener Leib.

Der Darm hat neben seiner Funktion als Ausscheidungsorgan noch weitere Aufgaben: in der Darmschleimhaut werden vielfältige Hormone produziert, quantitative ebenso viele wie in den Drüsen des Gehirns. so finden sich etwa 95 % der Serotonin Vorräte des eigenen Körpers innerhalb des Magen-Darmtraktes.

Was bewirkt Serotonin nun innerhalb des Darmes? Hier sind die motorischen Funktionen zu nennen. Serotonin beeinflusst über die motorischen Nerven die Peristaltik[4], ist also dafür verantwortlich, dass der Stuhlinhalt weiter zum Enddarm transportiert wird. Aber

2   Peptide = kleine Proteine
3   Defensine = Abwehrstoffe gegen Bakterien und Pilze
4   Peristaltik, griech.: peri = herum und stellein = in Gang bringen

auch Erbrechen wird von erhöhten Serotoninspiegeln ausgelöst. So verursachen manche Zytostatika während einer Chemotherapie über eine erhöhte Serotoninausschüttung heftiges Erbrechen.

In der Darmwand finden sich vielfältige Nervengeflechte, die häufig auch als zweites Gehirn bezeichnet werden. Das enterale Nervensystem (ENS) bildet ausgedehnte und vielfältig verzweigte Nervengeflechte die, ähnlich dem zentralen Nervensystem, unserem Gehirn ähneln. So ist es nicht verwunderlich, dass zwischen der mikrobiologischen Aktivität der Darmschichten und des Mikrobioms als auch des Nervengeflechtes eine erhebliche Interaktion stattfindet. Die Interaktion findet über Stoffwechselprodukte des Mikrobioms statt. Dies können Eiweißstoffe, Fettsäuren und biogene Amine sein, die die Rezeptoren des enteralen Nervensystems beeinflussen. Cytokine, die von der Darmflora gebildet werden, sind hier ebenfalls Übertragungsstoffe. Ein Großteil der Darmflora wird von Anaerobiern gebildet und zwar zu fast 99 %. Ein Prozent besteht aus aeroben Keimen, die zur Stoffwechselaktivität Sauerstoff benötigen, während es die Anaerobier nicht brauchen. Hauptbestandteil der Aerobier (gesunde Flora!) sind Escherichia coli und Enterokoken, bei den Anaerobiern sind es Laktobazillen, Bacteroides und Bifidobakterien. In ganz geringer Anzahl können auch Clostridien vorhanden sein. Die quantitative Bestimmung eines gesunden Darmes sollte 10^6 E.Coli und 10^6 Enterokoken betragen. Alle anderen Keime sollten weniger als 10^4 betragen. Die anaeroben Leitkeime sind Bacteroides ($10^{9)}$), Bifidobakterium ($10^{9)}$) und Laktobacillus (10^6).

Welche Funktion hat nun die Darmflora? Neben der Barrierefunktion kommt es durch Rückkopplung mit dem Immunsystem zu einem Trainingseffekt. Über Fettsäuren kommt es zur Aktivierung des Stoffwechsels und der Durchblutung innerhalb der Darmwand, auch die Darmbeweglichkeit wird gefördert. Zusätzlich werden Vitamine gebildet. Das feine Zusammenspiel der einzelnen Komponenten kann durch viele Faktoren gestört sein, z.B. Antibiotika, Ernährung, Bestrahlungsfolge, Kortison, um nur einige zu nennen. Ist das Gleichgewicht gestört, zum Beispiel durch ein vermehrtes Angebot an Kohlenhydraten oder Eiweiß, aber auch durch die Zerstörung eines Teils der Darmflora durch Antibiotika ist das Resultat ein Überwuchern mit Pilzen (Candidose), Gärungsprozesse oder gar Fäulnis. Es werden Lücken in den dichten Mikrobiomfilm geschlagen, die durch Pilzkolonien besetzt werden. Das sind jedoch keine regelhaften Krankheitserreger, sondern sog. Opportunisten[5], die bei Schwächung des Immunsystems, aus welchen Gründen auch immer, Krankheitswert besitzen. Die dann vorhandende Candidose kann sich in den verschiedensten Symptomen manifestieren: lokale Entzündungen des Darmes, rheumatische Beschwerden, Fibromyalgie-ähnliche Symptome, Durchfälle, Fieberschübe etc.

Sind Verdauungsenzyme nicht in ausreichender Menge vorhanden, kann es zu Gärungsvorgängen und Verdauungsstörungen (Dyspepsie gr.:δυσπεψία) kommen. Kohlenhydrate und Zucker werden vergärt, die Folge sind Gasbildungen und Durchfälle und, daraus folgend, eine vermehrte Darmtätigkeit. Bei Fetten und Eiweißen kommt es durch Clostridien zu einer Fäulnis, so dass die Clostridien in ihrer Gesamtheit zunehmen. Einige Clostridienarten bilden Toxine, die eine Kolitis hervorrufen können. So wird die Schleimhaut geschädigt und durchlässig („Leaky Gut"), die normale Schutzfunktion ist aufgehoben. Toxine, Keime und Schadstoffe gelangen in die Blutbahn, bis hin zur Blutvergiftung (Sepsis). Allergene können die ehemalige Schutzbarriere durchbrechen und Nahrungsmittelallergien hervorrufen.

Das Mikrobiom hat eine grosse Bedeutung für die immunologische Funktion des Darmes. Man nennt das Immunsystem des Darmes „**GALT**"=*gut associated lymphoid tissue* - darmassoziiertes Immunsystem.

---

5   Opportunist = lat. opportunus günstig, bequem

19. Mikrobiom

Der folgende Abschnitt ist für Interessierte lesenswert und für den Laien vielleicht schwierig zu lesen. Für das weitere Verständnis ist er nicht so wichtig und kann übersprungen werden.

Das GALT besteht aus mehreren Anteilen: neben den morphologischen Strukturen wie Peyer'sche Plaques, der Lamina propria und den intraepithelialen Lymphozyten sind noch sekretorische Anteile beteiligt. Hierzu zählt das sekretorische IgA (sIgA, ein Dimer des IgA) und die sogenannten Defensine.

Unterhalb der Schleimhautschicht liegt die Lamina propria, die hauptsächlich aus T-Helferzellen besteht, zusätzlich liegen B-Lymphozyten vor, die für die Bildung von sIGA zuständig sind. Ergänzend sollten noch Mastzellen und dendritische Zellen sowie Makrophagen erwähnt werden.

Das sekretorische IGA wird über aktivierte B-Zellen und der Zwischenstufe IGA in den Enterozyten gebildet, anschliessend in das Darmlumen abgeschieden. Auslöser für diese Kaskade ist das Eindringen von Antigenen in die M-Zellen[6] der Darmschleimhaut.

Ein weiteres Problem für die Krankheitsentstehung an der Darmschleimhaut ist das „Leaky GUT Syndrom". Die bedeutet eine pathologische Durchlässigkeit der Schleimhaut für ortsfremde Moleküle, Antigene und Toxine. Bei einer Clostridien- Überbesiedelung kommt es dazu. Nach einer Antibiotikabehandlung werden Massen an „guten" Bakterien abgetötet, so dass Clostridien deren Platz einnehmen können. Sind sie in der Darmschleimhaut festgesetzt, scheiden sie Giftstoffe aus, die die Schleimhaut verletzen, so dass Zellen schwer geschädigt werden. Hierdurch kommt es zu einer Duchlässigkeit für Erythrhocyten und Granulocyten, eben blutig-schleimige Durchfälle. Ist die Zusammensetzung der Darmflora nicht gestört, können die „guten" Bakterien lokale Entzündungen

---

6   M-Zellen = Mikro-Faltenzellen

im Darm verhindern.

Im Dünndarm liegen feine wurmartige Fortsätze vor, die zum Darminhalt hin durch eine zarte Gewebeschicht abgedichtet sind. Diese dünne Schicht und die zu ihr gehörigen Zellen sind für die Aufnahme von Nährstoffen zuständig. Hier ist ein stetiger Wandel an Aufbau und Abbau von Zellen festzustellen. So werden immer wieder neue aus Stammzellen gebildet, die sich in den Lücken zwischen den Zotten befinden. Die unmittelbar unterhalb der Epithelschicht liegende Schicht wird Lamina propria genannt. Hier befinden sich die meisten lymphatischen Gewebe. Müssen Lymphozyten abtransportiert werden, so geschieht das über die großen Lymphknoten und Lymphbahnen innerhalb des Bauchraumes.

Ein Großteil der lymphatischen Zellen findet sich in den so genannten Peyer-Plaques. Für das Eindringen von Bakterien durch die Darmwand hindurch sind die M-Zellen (Mikrofaltenzellen) zuständig. Hier befinden sich keine Zotten und keine Schleimschicht so dass hier die Erreger gut eindringen können. Dies geschieht durch Phagozytose[7] und Transport an die Basis der M-Zelle. Dort werden sie an dendritische Zellen weitergegeben. Hier werden die Antigene gebunden und anschliessend T-Zellen aktiviert. Dendritische Zellen können aber auch ohne den Umweg über die M-Zellen Antigene aufnehmen. Hierzu bilden sie feine Ausläufer, die zwischen den normalen Epithel-Zellen ins Darmlumen hinein ragen und dort Antigene aufnehmen können.

In der Darmwand selbst liegen zwei unterschiedliche lymphatische Systeme vor. Während in der Epithelschicht nur Lymphozyten zu finden sind, findet man in der Lamina propria Lymphozyten, dendritische Zellen, Makrophagen und Mastzellen. Nach dem Antigenkontakt mit den dendritischen Zellen werden T-Zellen akti-

---

7   Phagozytose, griechisch φαγεῖν phagein = fressen und
     κύτος cýtos = Zelle

viert und wandern über die normalen Lymphknotenstationen in den Blutkreislauf, kehren aber schließlich wieder zum Darm zurück. Damit die Lymphozyten nun im Darm verbleiben und nicht wieder über die lokalen Lymphknotenstationen in den Blutkreislauf gelangen, werden vom Darm Chemokine gebildet, Substanzen, die anziehend auf die Lymphozyten wirken.

Plasmazellen in der Lamina propria produzieren IgA[8], welches sich über eine Brücke verdoppelt (Dimer) und durch die Epithelzelle hindurch an die Darmoberfläche transportiert wird. Nach einer weiteren Umwandlung wird es als sekretorisches IgA ins Darmlumen hinein freigesetzt. Ein Überschuss wird in die Leber transportiert und über die Galle wird dann das sekretorische IgA wieder in den Darm abgegeben.

Das sekretorische IgA hat nun mehrere Aufgaben: an der Darmoberfläche werden Giftstoffe gebunden, in den Epithelzellen werden Antigene neutralisiert, in der Lamina propria werden Giftstoffe gebunden und durch die Epithelzellen hindurch herausgebracht

In den Epithelzellen befinden sich grosse Mengen an Lymphozyten, die für die Virenabwehr eine entscheidende Rolle spielen.

Wie stellt man nun Störungen des Mikrobioms fest?

1. Analyse der Darmflora

Neben den Beschwerden, die der Patient angibt, bietet sich hier die Analyse des Stuhls an. Wenn man quantitativ das Verhältnis der gesunden Keime zu den krankmachenden Keimen kennt, können Dysbalancen durch die Zufuhr von guten Bakterien oder entsprechende Diäten ausgeglichen werden. Hierfür ist nur 1 Stuhlprobe erforderlich, die anschließend in einem Speziallabor untersucht

---

8   IgA = Immunglobulin A

wird. Es werden Kulturen angelegt und ein Bakterienprofil erstellt, welches Aufschluss über die krankmachenden Balkterienanteile angibt. Leider ist das keine Kassenleistung, ist aber bei einem Kostenanteil von 40,79 € überschaubar. Das sind reine Laborkosten ohne Arzthonorar.

2. Neu-Aufbau der Darmflora

Das weitere Vorgehen besteht darin, den Darm einmal richtig gründlich frei zu putzen und zwar über das Trinken von 2 Litern einer Spüllösung, die auch zur Vorbereitung für die Koloskopie benutzt wird. Ist der Darm sauber, kann die Darmflora mit „guten" Bakterien wieder aufgebaut werden. In der Regel sind das Coli-Bakterien und Laktobazillen sowie Bifidobakterien. Der Patient sollte danach keine Beschwerden mehr haben.

19. Mikrobiom

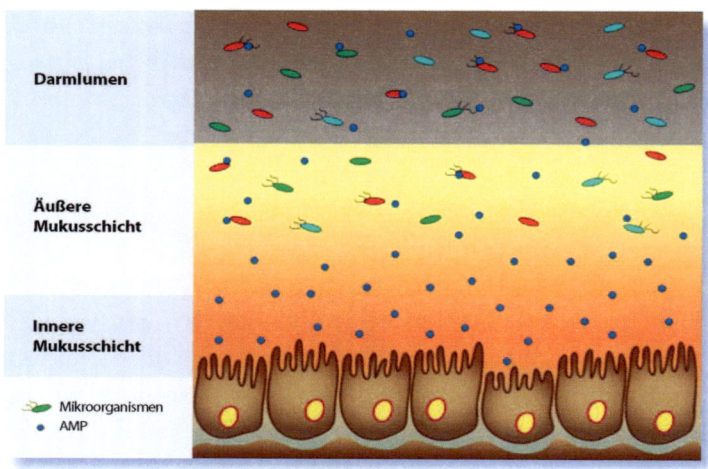

Schematische Darstellung der mukosalen Barriere (PD J. Wehkamp, Prof. E.F. Stange, Stuttgart)

Abb. 19.1: Mit freundlicher Genehmigung der Falk Foundation e.V., Freiburg; Autoren: PD J.Wehkamp und Prof. E.F.Stange, Stuttgart

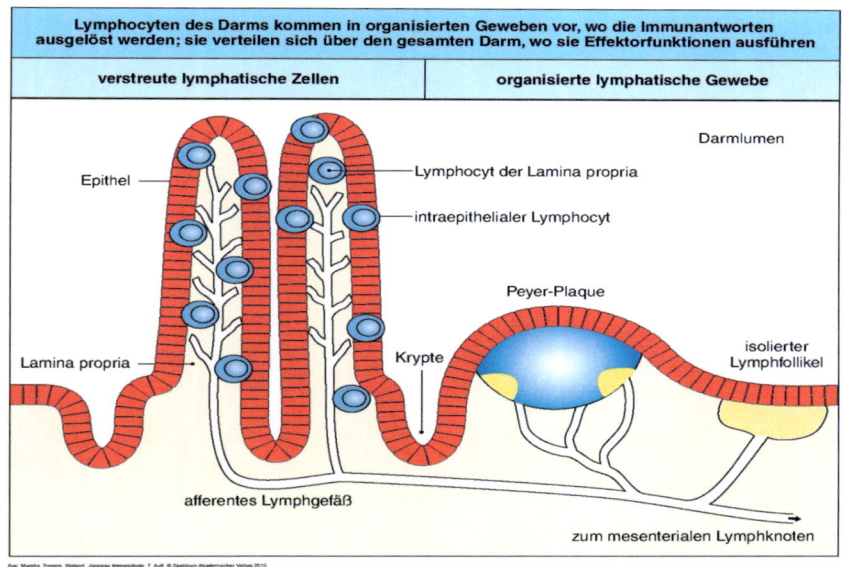

Abb. 19.2: © 2008 from Janeway's Immunobiology, 7th Ed. by Murphy et al. Reproduced by permission of Garland Science/Taylor & Francis LLC.

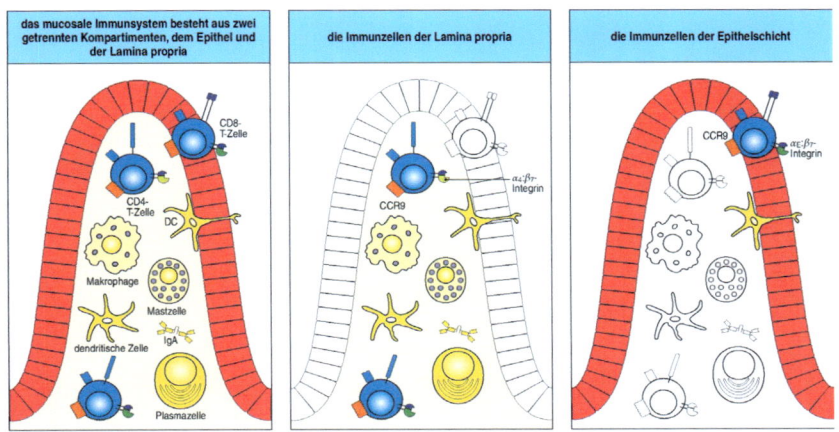

Abb. 19.3: © 2008 from Janeway's Immunobiology, 7th Ed. by Murphy et al. Reproduced by permission of Garland Science/Taylor & Francis LLC.

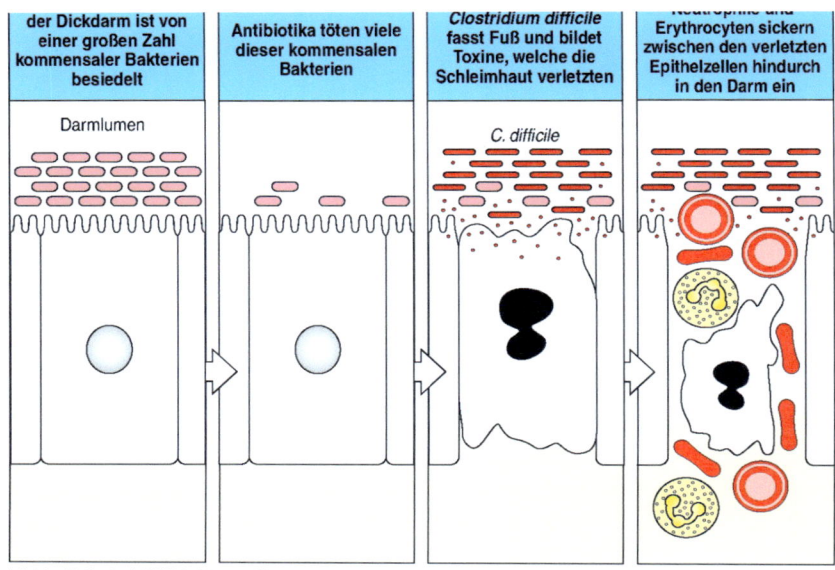

Abb. 19.4:.© 2008 from Janeway's Immunobiology, 7th Ed. by Murphy et al. Reproduced by permission of Garland Science/Taylor & Francis LLC.

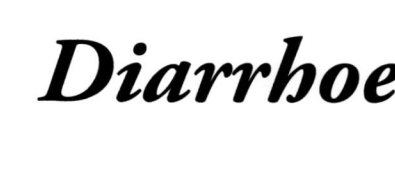

Diarrhoe

Durchfall

Durchfall oder Diarrhoe liegt vor, wenn der Stuhl seine sonst übliche Konsistenz und Festigkeit verliert. Auch bei der Stuhlfrequenz gilt: bis zu zwei Stühle pro Tag sind als normal anzusehen, was darüber hinaus geht, verbunden mit einem Verlust der natürlichen Konsistenz, zählt als Durchfall. Für die Entstehung des Durchfalls gibt es verschiedene Ursachen:

Osmotischer Durchfall

Diese Art des Durchfalls entsteht dann, wenn Substanzen, die nur langsam oder gar nicht im Dünndarm aufgenommen werden, innerhalb des Darmes verweilen und aufgrund ihres hohen Molekulargewichtes Wasser geradezu „ansaugen". Hierzu zählen gewisse Zuckerarten, Magnesiumssalze in Abführmittel zum Beispiel sowie Natriumssalze, ebenso das Glaubersalz (Natriumsulfat) , Natrium-Phosphate und Natrium-Citrate. Ein weiteres Beispiel stellt das PEG, das Polyethylenglykol, dar, welches zum Abführen vor Darmspiegelungen benutzt wird. Durch das hohe Molekulargewicht saugt das Polyethylenglykol das Wasser an, lässt es auch nicht wieder los, so dass es im Darm verbleibt. Im weiteren Verlauf sorgt es dann durch seine Spülfunktion dafür, dass der Stuhl ordnungsgemäß ausgeschieden werden kann. So gelingt es, dass der Darm völlig sauber für die Darmspiegelung vorbereitet ist und keine Stuhlreste mehr den Blick beeinträchtigen können.

20. Diarrhoe

Sekretorischer Durchfall

Bei bestimmten Bakterienarten werden vermehrt Stoffe durch diese an die Darmwand abgegeben, die für eine vermehrte Chlorid - Abscheidung in den Darminnenraum sorgen. Bei bestimmten Bakterienarten kann dies schnell über die hohen Wasserverluste zu lebensbedrohlichen Situationen führen, so dass eine dringende Krankenhausbehandlung erforderlich wird. Bakteriologische Stuhluntersuchungen können dann zu einer zielgerichteten Therapie mit Antibiotika hinführen.

Darmoperationen mit chirurgischer Entfernung von Darmanteilen

Im letzten Teil des Dünndarmes werden die normalerweise im Darm vorhandenen Gallensalze durch die Schleimhaut aufgenommen. Fehlt dieser Darmanteil sind die Gallensalze innerhalb des Darmes höher konzentriert und sorgen für eine erhöhte Chlorid Sekretion. In den ersten Jahren meiner chirurgischen „Lehrzeit" nutzen wir das Verfahren, dass bei Patienten, die nach Operationen an den Gallenwegen eine Ableitung der Galle über eine sogenannte T-Drainage nach außen in einen Beutel erfolgte. Die Galle haben wir dann Patienten, bei denen nach großen Bauchoperationen die Darmtätigkeit nicht in Gang kam, die Galle als Einlauf verabreicht, mit großem Erfolg. Das wäre heute, in der HIV-Ära nicht mehr möglich. Hieraus folgt, wie bereits beschrieben, eine erhöhte Wasser Zurückbehaltung innerhalb des Darmes. Bei Operationen am Dickdarm, wo Dickdarmteile entfernt werden, fehlen einfach Teile des Darmes um das Wasser, welches sich im Anfang des Dickdarmes befindet, zurück zu holen.

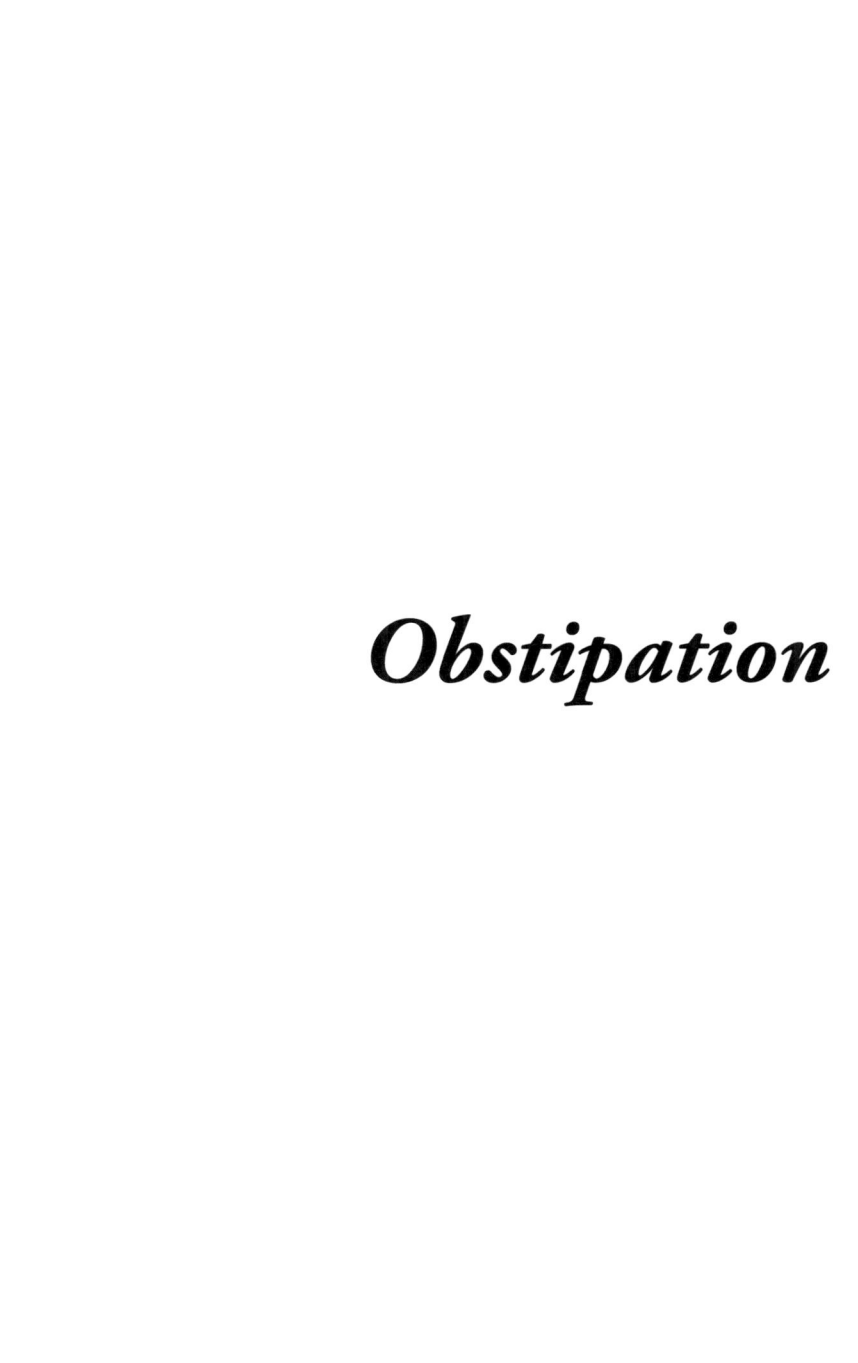

Obstipation

Verstopfung

Wer sich die Werbung im TV genau anschaut, wird festgestellt haben, dass in jüngster Zeit vermehrt Werbung in Sachen „Darm" auf dem Bildschirm erscheint. Es werden nicht nur Abführmittel beworben, sondern auch sogenannte Probiotika, das sind Nahrungsmittel mit Bakterienzusätzen, die die Darmtätigkeit unterstützen sollen. Verstopfung scheint also ein großes Problem zu sein.

Hierzu sollte man wissen, dass der Stuhlgang nicht regelhaft jeden Tag erfolgen muss, sondern dass von 2-mal am Tag bis 2-mal pro Woche alles normal sein kann. Die Angst, man könne sich vergiften, wenn man einen Tag keinen Stuhlgang hatte, ist also völlig unbegründet und stammt von mittelalterlichen Vorstellungen her. Der „horror autotoxicus", die Angst sich zu vergiften, rührt von der Annahme her, im Stuhlgang würden sich giftige Schlacken befinden, die das Wohlbefinden und sogar das Leben selbst beeinträchtigen würden.

Bei manchen Patienten mündet das in einem Abführmittel - Missbtrauch, der sich in einer typischen Tigerfellzeichnug der Darmschleimhaut manifestiert. Dies ist in der Endoskopie leich festzustellen (Abb. 21.2).

Auch Medikamente können eine Verstopfung (Obstipation) verursachen, ebenso eine falsche Ernährungsweise und eine verminderte Flüssigkeitszufuhr. Abgrenzen hiervon muss man die richtige Verstopfung, die 2 Ursachen haben kann: 1. Eine Störung der Nervenarchitektur innerhalb der Darmwand, die einen regelhaften Transport des Stuhls verhindert oder 2. Eine Auslassstörung im letzten Ende des Darmes, die eine ordnungsgemäße Entleerung verhindert.

Die Diagnostik zu 1. ist relativ einfach: man gibt dem Patienten eine Kapsel, die mit röntgendichten Markern versetzt ist und macht nach 5 Tagen ein Röntgenbild. Sind die Marker im gesamten Darm sichtbar (sie sehen aus wie Schrotkörner) liegt eine Transportstörung vor, liegen sie nahe des Ausgangs (After), haben wir es mit einer Auslassstörung zu tun (Abb. 21.1). Sind sie gar nicht mehr nachweisbar und sind sie auf natürlichem Wege ausgeschieden worden, heißt das, der Darm funktioniert normal. Hier reicht in der Regel eine vernünftige Aufklärung über ausreichende Flüssigkeitszufuhr und schlackenreiche Kost aus um den Patienten zu „heilen".

Liegt eine Nervenstörung des Darmes vor können konservative Maßnahmen hilfreich sein. Dies stellt eine der wenigen Indikationen dar, wo Abführmittel sinnvoll sein können. Ist dies nutzlos, sollte bei entsprechendem Leidensdruck ein Großteil des Dickdarmes entfernt werden um den verzögerten Transport des Stuhls zu beseitigen.

Bei einer Auslassstörung liegt in der Regel ein mechanisches Hindernis vor, z. Bsp. ein innerer Mastdarmvorfall oder ausgeprägte Hämorrhoiden, hier sollte ein Proktologe zur weiteren Abklärung und Diagnosesicherung aufgesucht werden. Hilfreich hierbei ist eine Defäkographie, die die Ursache der Auslassstörung nachweisen kann. Die definitive Therapie erfolgt dann in der Regel chirurgisch um das mechanische Hindernis zu beseitigen.

21. Obstipation

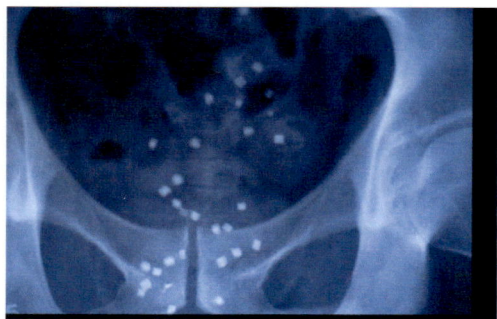

Abb.21.1:
Röntgenmarker im unteren
Darmbereich=Auslassstörung

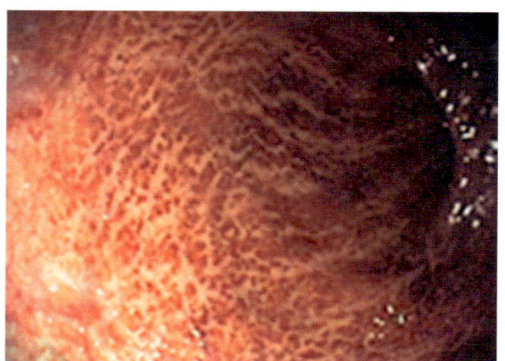

Abb. 21.2:
Tigerfellzeichnung im Darm
als Zeichen einer langjährigen
Einnahme von Abführmitteln

Rektumprolaps

22. Rektumprolaps

Der Mastdarmvorfall tritt als sichtbare Ausstülpung des Mastdarmes nach außen auf. In der frühesten Ausbildung bildet sich diese Ausstülpung spontan zurück und tritt nur während des Stuhlgangs auf. Im weiteren Verlauf jedoch kann sich dieser Vorfall auch außerhalb des Körpers fixieren und nur noch manuell zurückgeschoben werden. Eine Schwäche der Schließmuskulatur begleitet dieses Geschehen häufig. Damit verbunden sind häufig auch Symptome von Stuhlverlust (Inkontinenz) oder Schleimabgängen. Beide Geschlechter sind vom Mastdarmvorfall betroffen, wobei jedoch eine Häufung bei Frauen zu verzeichnen ist. Dies hat verschiedene Gründe:

Sehr häufig kommt es nach schwierigen Geburten zu neurologischen Störungen im Bereich des Beckenbodens. Durch die neurologischen Störungen bedingt, kommt es zu einer Nervenausbreitungsstörung in die Beckenboden-Muskulatur hinein, so dass diese erschlafft. Dadurch kann der gesamte Mastdarm tiefer und bei entsprechender Disposition nach außen treten. Sehr häufig ist nämlich neben der Nervenstörung des Beckenbodens auch eine Nervenstörung der Schließmuskulatur vorhanden. Das Entstehen der Nervenleitungsstörung der Schliessmuskulatur muss man sich folgendermaßen vorstellen. Der Nerv kommt aus dem knöchernen Anteil des Beckenskeletts und ist dort fixiert. Tritt der Beckenboden nach unten, kann der Nerv nicht mitgehen und wird, da er ja am Knochen festhängt, überdehnt. Jeder weiß, was das bedeutet; die chronische Überdehnung schädigt den Nerven, so dass der Schliessmuskel nicht mehr ausreichend mit Nervenimpulsen versorgt wird. Die Folge ist eine Schliessmuskelschwäche! Die Nervenversorgung läuft über den Nervus pudendus oder Ausläufer des Nerven. Kommt zu der Beckenbodenschwäche noch eine Schließmuskelschwäche hinzu, ist der Nährboden für den Vorfall des Mastdarms gelegt. Sehr oft geht dem von außen sichtbaren Mastdarmvorfall eine lange Leidensgeschichte im Sinne einer schweren Verstopfung einher. Bevor der Mastdarm nach außen treten kann, entwickelt er das Stadium des inneren Mastdarmvorfalls, der von außen nicht zu sehen ist. Der Mastdarm legt sich von ihnen vor den Ausgang und blockiert diesen. Die Patienten fangen nun an zu drücken und erhöhen damit den Druck nach unten so weit, dass der vorfallende Mastdarm, wie ein Ventil, den Ausgang noch intensiver versperrt. Die Diagnostik in diesem Stadium ist schwierig. Entscheidend ist häufig die Anamnese: die Patienten geben schwere Verstopfungszustände an und beklagen eine Auslassstörung. Nicht selten müssen Finger oder manuelle Manipulationen die Stuhlentleerung erleichtern. Weitere Hilfsmittel können das Ausmaß des inneren Mastdarmvorfalls darstellen. Hierzu erfolgt die Einbringung eines Kontrastmittels in den Mastdarm und die Anfertigung mehrerer Röntgenbilder im seitlichen Strahlengang, wobei der Patient auf einem strahlen - durchlässigen Campingstuhl sitzt (Defäkographie). Die so erhaltenen Röntgenbilder belegen eindeutig den inneren Mastdarmvorfall.

Auf diese Weise kann man auch eine Besonderheit bei den Auslassstörungen im Beckenbodenbereich darstellen, die von der Sigma-Schlinge ausgeht. Ist die Sigma-Schlinge selbst nämlich ungewöhnlich lang, kann sie bei Druckerhöhung innerhalb des Bauches in das kleine Becken hinab wandern und den Mastdarm von außen komprimieren. Dann rühren die Beschwerden natürlich nicht von einem inneren Mastdarm Vorfall her, sondern die abnorm verlängerte Darmschlinge muss operativ verkürzt werden um die Einengung des Mastdarmes von außen zu beseitigen..

Neben dem bisher Gesagten spielen weitere Faktoren bei der Entwicklung eines Mastdarmvorfalls eine Rolle. Häufig berichten die Patienten über eine lebenslange erschwerte Stuhlentleerung, die nur unter starkem Pressen möglich ist. Es können aber stressbedingte Veränderungen, wie z.B. nach Geburt, eine Rolle spielen. Selten beobachtet man eine genetische Veranlagung in einigen Familien. Die Entstehung des Mastdarmvorfalls erscheint im Wesentlichen durch den Alterungsprozess begünstigt zu werden, bei vielen Patienten einhergehend mit der Schwächung von bandartigen Strukturen, die den Mastdarm innerhalb des Beckens befestigen, gleichwohl auch mit einer Schwächung der Schließmuskulatur einhergehend. In einigen Fällen bestehen zudem neurologische Probleme, besonders bei Patienten mit Querschnittslähmungen oder Erkrankungen des Rückenmarks. Häufig ist eine einzelne Ursache beim Mastdarmvorfall nicht sicher auszumachen, sondern es handelt sich um ein multifaktorielles Geschehen.

Oft wird der Mastdarmvorfall mit dem Hämorrhoidalleiden verwechselt. Obwohl einige Symptome sich durchaus gleichen können, wie z.b. der Blutabgang oder die Schleimbeimengungen des Stuhls sowie der Vorfall von tastbaren Knoten, bezieht der Mastdarmvorfall höher gelegene Wandstrukturen mit ein. Die Lokalisation der Hämorrhoiden und des Hämorrhoidalleidens gehen hier vom Gewebe unmittelbar im Bereich des Anus aus, die höher liegenden Bandstrukturen können dabei durchaus in Ordnung sein.

Die Diagnosestellung beim ausgedehnten Mastdarmvorfall ist für den Arzt einfach, da er sicht- und tastbar ist (Abb 22.3, 22.4). Eine genaue Erhebung der Krankheitsgeschichte sowie eine genaue körperliche Untersuchung können Hinweise auf die Ursache geben. Ist der Mastdarmvorfall nicht sichtbar oder fixiert, kann es hilfreich sein, während der Untersuchung den Patienten zum Pressen aufzufordern. Manchmal finden sich jedoch auch Fälle eines so genannten inneren Mastdarmvorfalls, der dann äußerlich nicht sichtbar ist, obwohl er die gleichen Symptome wie z.b. eine chronische Verstopfung hervorrufen kann. In dieser Situation können eine Röntgenuntersuchung (Defäkographie) sowie Spiegelung des Mastdarms hilfreich sein. Während der Defäkographie wird dem Patienten ein Kontrastmitteleinlauf verabreicht. Sodann wird er aufgefordert, diesen, ähnlich wie beim Stuhlgang, zu entleeren, während der Entleerungsvorgang mittels Röntgenkontrolle verfolgt wird. Ergänzend kommen Druckmessungen der analen Schließmuskulatur sowie

Funktionsanalysen der Muskelerregung (EMG) zur Anwendung.

Obwohl eine chronische Verstopfung sowie das damit einhergehende übermäßige Pressen die Ursachen des Mastdarmvorfalls darstellen, führt deren Beseitigung nicht zur spontanen Rückbildung. Ist der Mastdarmvorfall einmal entstanden, bleibt nur die chirurgische Therapie übrig. Es finden viele Verfahren ihre Anwendung zur chirurgischen Therapie des Mastdarmvorfalls. Der behandelnde Arzt muss neben der Ausprägung und der erhobenen Untersuchungsbefunde, vor allen Dingen auch das Alter des Patienten und dessen körperliche Verfassung berücksichtigen. In einem Aufklärungsgespräch wird dann mit dem Patienten die notwendige chirurgische Vorgehensweise, die entweder lokal, aber auch manchmal mittels Bauchschnitt erforderlich ist, festgelegt werden.

Das unmittelbare Behandlungsziel, nämlich die Beseitigung des Mastdarmvorfalls, hängt neben der chirurgischen Vorgehensweise auch von der allgemeinen Verfassung des Patienten sowie der zu vermeidenden Komplikationen ab. Sofern die Schließmuskulatur durch den Mastdarmvorfall geschwächt war, ist es möglich, dass die Symptome des Stuhlverlustes sich nach der Operation deutlich bessern. Auf jeden Fall müssen begleitende Ursachen, wie die chronische Verstopfung sowie das forcierte Pressen, nach einer operativen Therapie vermieden werden. Die große Mehrheit der Patienten profitieren jedoch von der Behandlung . So können die Symptome und das erneute Auftreten eines Mastdarmvorfalls zufriedenstellend beherrscht werden.

22. Rektumprolaps

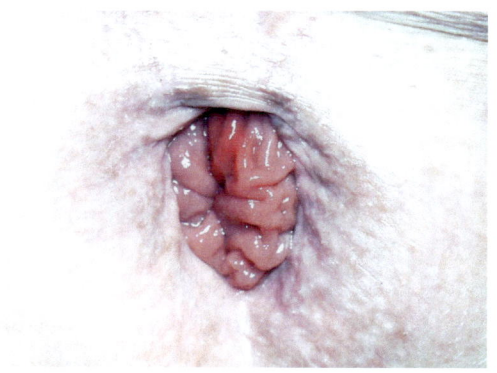

Abb.22.1: Beginnender Rektumprolaps. Man sieht die Mastdarmschleimhaut, wie sie sich am Analkanal vorbei nach aussen vorwölbt.

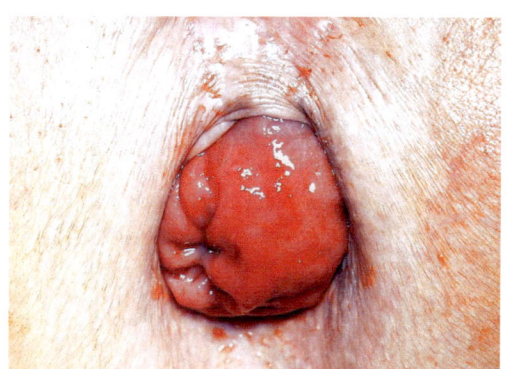

Abb.22.2: Etwas fortgeschrittener Rektumprolaps. Man sieht überwiegend rechts die Mastdarmschleimhaut, wie sie sich am Analkanal vorbei nach aussen vorwölbt.

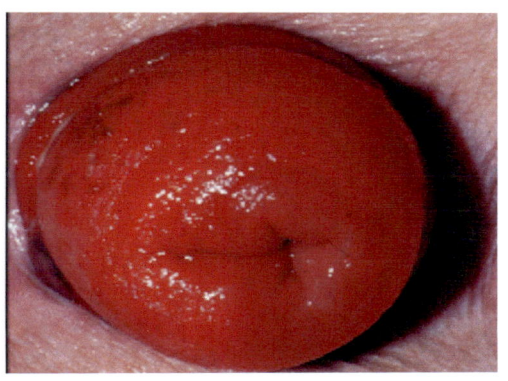

Abb.22.3: Ausgewachsener Rektumprolaps. Die Mastdarmschleimhaut ist zirkulär vorgefallen.

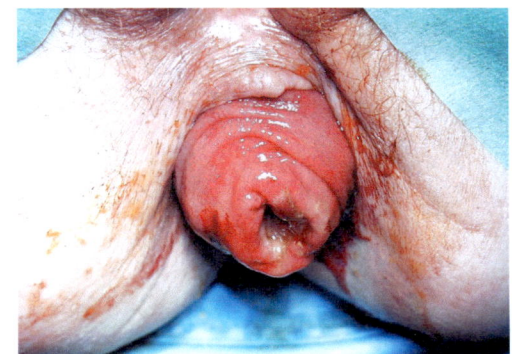

Abb.22.4: Monströser Rektumprolaps. Fast der komplette Mastdarm stülpt sich nach aussen

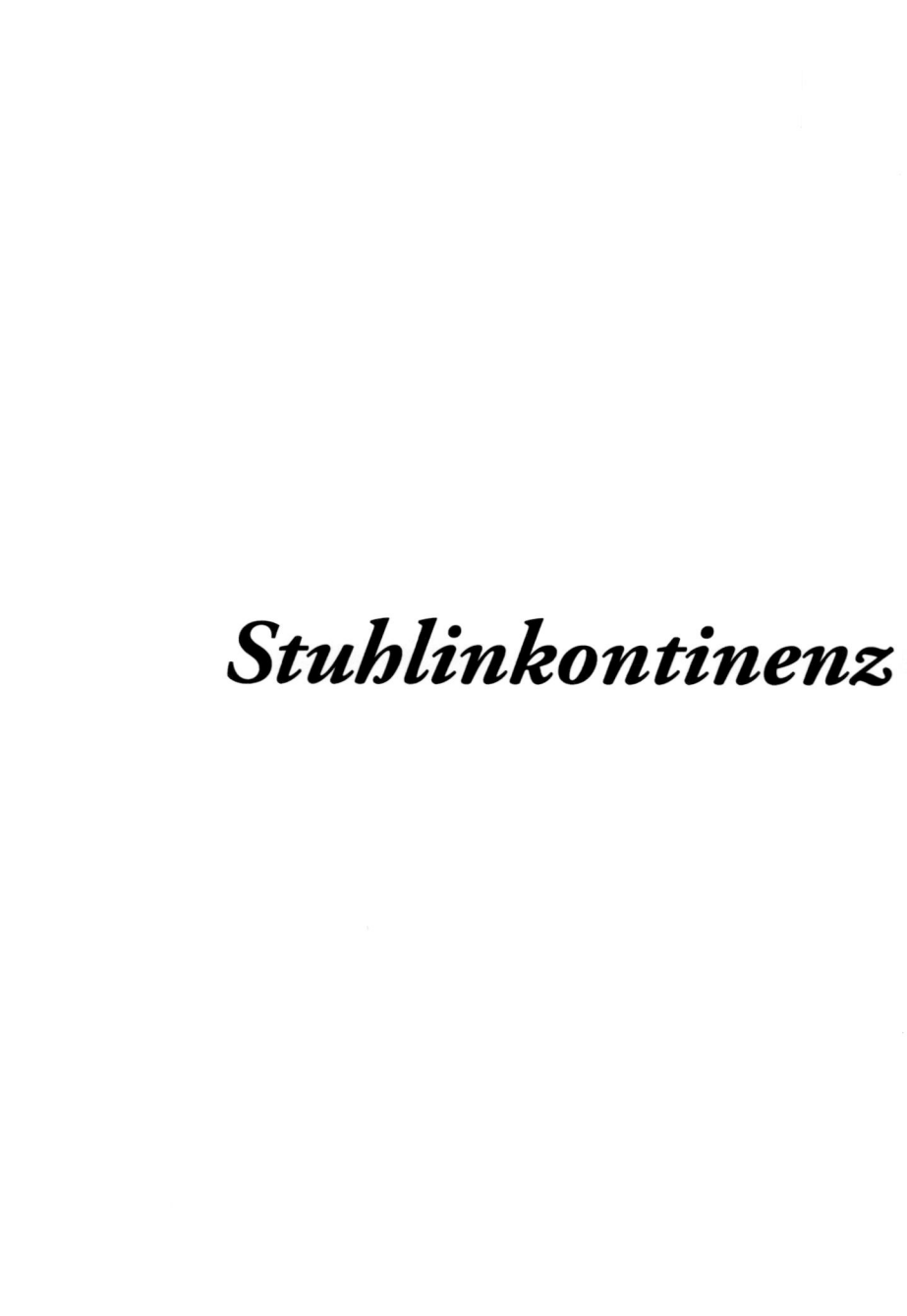

Stuhlinkontinenz

Unter Stuhlinkontinenz versteht man die mangelnde Fähigkeit, Darmgase oder Stuhl zu kontrollieren. Die Erkrankung ist ein relativ häufiges Krankheitsbild. 2 % der Erwachsenen leiden unter dieser Erkrankung, eine Zunahme im Alter bis auf 15 % ist festzustellen. Die Häufigkeit des Krankheitsbildes kann durchaus noch höher sein, da sehr oft Schamgefühle und die soziale Isolation den Gang zum Arzt, insbesondere zum Proktologen, verhindern. Die Schwere der Erkrankung reicht von leichten Problemen bei Blähungen, bis hin zu einer schweren Halteschwäche für flüssigen oder geformten Stuhl. Stuhlinkontinenz ist ein verbreitetes Problem, über das aber nicht gerne gesprochen wird. Sowohl Urin- als auch Stuhlinkontinenz verschlimmern sich mit zunehmendem Alter. Der Grund liegt darin, dass viele Probleme in jüngeren Jahren kompensiert werden können, später aber wirksam und sichtbar werden. Dann können, neben der nachlassenden Schließmuskelkraft noch Senkungsprobleme, besonders bei Frauen, hinzu kommen.

Es gibt viele Ursachen für eine Stuhlinkontinenz. Zu den häufigsten zählen Verletzungen während des Geburtsaktes. Diese Verletzungen können eine Durchtrennung des Schließmuskels verursachen und seine Haltekraft schwächen. Ebenso können Nerven, welche den Schließmuskel versorgen, verletzt werden. Während die meisten Schließmuskelverletzungen unter der Geburt schnell erkannt und entsprechend versorgt werden, bleiben manche unerkannt und zeigen ihre Auswirkungen erst im höheren Lebensalter. Afternahe Operationen oder Verletzungen des Gewebes, welches den After umgibt, können genauso gut wie Infektionen im Afterbereich den Schließmuskel verletzen und eine ordnungsgemäße Stuhlkontrolle erschweren. Schließlich nimmt bei vielen Menschen mit zunehmendem Alter die Kraft des Schließmuskels mehr und mehr ab. Kleinere Probleme in jüngeren Lebensjahren können so im Alter an Bedeutung zunehmen. Auch Durchfall kann mit einem Gefühl von Stuhldrang oder Nachschmieren verbunden sein. Die Ursache dafür liegt jedoch hierbei in der Reizung der Afteröffnung durch die häufigen flüssigen Stuhlentleerungen. Wenn zusätzlich zur Stuhlhalteschwäche Blutungen auftreten, suchen Sie bitte Ihren Arzt auf, es könnte eine ernsthafte Erkrankung dahinter stecken. Diese Symptome können eine Entzündung im Dickdarm (Colitis), einen Mastdarmtumor oder einen Mastdarmvorfall anzeigen und erfordern eine zügige Abklärung durch Ihren Arzt.

Ein erstes Gespräch mit Ihrem Hausarzt über das Problem kann die Ausprägung der Stuhlhalteschwäche sowie den Einfluss auf Ihre Lebensqualität festlegen. Viele Schlüssel zur Ursache der Inkontinenz können in Ihrer eigenen Krankengeschichte gefunden werden. Zum Beispiel ist bei Frauen eine exakte Befragung über den Ablauf eventueller Geburten sehr wichtig. Viele Schwangerschaften, große und schwere Babies, Zangengeburten oder Dammschnitte können eine Muskel- oder Nervenverletzung unter der Geburt hervorgerufen haben. In manchen Fällen spielen auch innere Erkrankungen und gewisse Medikamente eine Rolle. Eine exakte Untersuchung der Afterregion sollte auf jeden Fall durchgeführt werden. So kann eine offensichtliche Verletzung des Schließmuskel und die Lokalisation sehr schnell festgestellt werden.

Häufig sind zur exakten Abklärung der Stuhlhalteschwäche (Stuhlinkontinenz) weitere Untersuchungen notwendig. Hier ist zunächst die Manometrie zu nennen. Es handelt sich hier um einen Test bei dem ein dünner Gummikatheter in den After eingeführt wird, welcher den Druck des Schließmuskels bei Entspannung und bei kräftiger Anspannung des Muskels aufzeichnet. So kann dargestellt werden, wie schwach oder stark der Muskel in Wirklichkeit ist.

Eine weitere Untersuchung gibt uns Auskunft über die Funktion der Nerven, welche den Schließmuskel versorgen. Abschließend kann dann durch eine Ultraschalluntersuchung (Endosonographie) des Afters ein Bild des Schließmuskels angefertigt werden. Somit können Bereiche des Schließmuskel, in welchen eine Verletzung stattgefunden hat, genau dargestellt werden. Ein weiteres Hilfsmittel um die Nervenversorgung des Schließmuskelorgans zu bestimmen ist das Durchführen eines EMG[1]. Hierbei wird eine Nadel in den Muskel eingestochen und die Nerven- und Muskel - Impulse abgeleitet. Dies ist ein sehr gutes Instrument um Nervenstörungen festzustellen. Das hat auch Konsequenzen für die weitere Therapie, da bei einem nicht funktionierenden Nerven eine sakrale Nervenstimulation[2] zum Beispiel sinnlos wäre.

Ursachen der Inkontinenz:

Verletzungen im Rahmen von Entbindungen
Verletzungen des Schließmuskels nach Op, Fremdkörper etc.
Infektionen der Analregion
Mit dem Alter nachlassende Muskelkraft

Es lassen sich drei Grundformen der Stuhlinkontinenz unterscheiden:

1. ein ungewollter Verlust von Stuhl oder Gasen (passive Inkontinenz)
Verlust des Empfindens für die Stuhlfüllung
Störung von Reflexen mit oder ohne Fehlfunktion des Schließmuskelorgans.

2. Die Dranginkontinenz, hierbei wird Stuhl verloren obwohl versucht wird ihn festzuhalten.
Ein hochgradig vermindertes Volumen des Mastdarms.

3. Hinzu kommt noch das Problem des Stuhlschmierens, hierbei sind der Schließmuskel selbst und die Nervenversorgung intakt.

1 EMG = Elektromyogramm
2 SNS, sakrale Nervenstimulation: Einbringen von Elektroden an den Nerven zur Stimulation

23. Stuhlinkontinenz

Die Stuhlentleerung ist sehr oft inkomplett, eine Kontinenz besteht für festen Stühle, das Schmieren wird häufig erst nach der Stuhlentleerung festgestellt.

Die hier vorgestellten verschiedenen Arten der Stuhlinkontinenz überlappen sich häufig, so dass reine, singuläre Formen selten vorkommen. Sehr gut kann man das Ausmaß der Inkontinenz durch so genannte Scores ausdrücken (siehe Kapitel Anamnese)

Wie kann die Inkontinenz behandelt werden?

Die Erkrankung kommt relativ häufig vor. Nachdem eine exakte Erhebung der Krankengeschichte, eine ärztliche Untersuchung sowie verschiedene Funktionstests des Schließmuskels zur Festlegung der Ursachen und der Ausprägung der Inkontinenz erfolgt sind, kann eine Behandlung eingeleitet werden.

Leichte Stuhlhalteschwächen können ganz einfach mittels Nahrungsumstellung und der Anwendung von stopfenden Medikamenten behandelt werden. Auch durch morgendliche Einläufe kann der Darm entleert werden, so dass später kein unwillkürlicher Verlust von Stuhl möglich ist. Zusätzlich sollte ein Stuhltagebuch geführt werden, so wird das Problem der Stuhlentleerung bewusst gemacht und der Patient kann hierüber auch eine Pseudo-Kontrolle ausüben. Wenn er weiß, wann sich in der Regel die Stuhlentleerungen ankündigen, kann er sich darauf vorbereiten und Maßnahmen treffen, damit eine unkontrollierte Entleerung vermieden wird. Der Arzt oder die Krankengymnastin kann zusätzlich Kneifübungen empfehlen, welche den Schließmuskel stärken und somit in leichteren Fällen Linderung verschaffen. Auch die Bewustbarmachung des Beckenbodens und der Schliessmuskulatur ist hilfreich, die Muskulatur bewusst zu erleben und sie zu betätigen. In anderen Fällen kann eine Biofeedback-Behandlung dem Patienten das Gefühl über den Füllungszustand des Mastdarmes zurückgeben und somit eine ordnungsgemäße Stuhlentleerung ermöglichen. Dem Patienten wird so bewusst gemacht, wann der Mastdarm gefüllt ist. Auch eine Behandlung der Stuhlinkontinenz durch Elektrostimulation wird durchgeführt. Hierdurch kommt es zu einem Trainingseffekt so dass der Muskel gestärkt und seine Kraft zunehmen kann. („Bodybuilding" für den Schließmuskel) Hierbei müssen jedoch einige Dinge beachtet werden: bei Patienten mit einem Herzschrittmacher, bei vorliegender Schwangerschaft, bei Endoprothesen oder entzündlichen Erkrankungen des Analkanals oder des Dickdarmes kann diese Therapie nicht durchgeführt werden. Diese Erkrankungen sollten also vorher durch entsprechende Untersuchungen abgeklärt und ausgeschlossen werden.

Eine weitere Möglichkeit der Stuhlinkontinenz zu begegnen ist die Einbringung von Tampons oder „Plugs" in den Analkanal um ihn zu blockieren, selbstverständlich erst nach Entleerung des Darmes. Selbstverständlich ist dies kein definitives Instrument zur Behandlung der Stuhlinkontinenz, allenfalls muss man diese Behandlung als Brücke zur weiteren zielführenden Therapie ansehen.

Verletzungen des Schließmuskels können chirurgisch repariert werden. Wichtig ist hierbei die genaue Lokalisation des Schließmuskeldefektes. Äußerst hilfreich ist hierbei die Endosonographie. Es wird eine Ultraschallsonde in den After eingeführt und von innen die gesamte Muskulatur dargestellt. Lücken und vor allen Dingen das Ausmaß derselben wird exakt dargestellt. Der Chirurg weiß so, wo er schneiden muss und ob der Defekt überhaupt repariert werden kann. Betrifft der Schaden nämlich mehr als die Hälfte des Umfangs des Muskels ist eine Reparatur fast aussichtslos. Entzündliche Erkrankungen des Mastdarms, wie z.B. eine Kolitis, können ebenfalls Probleme bei der Stuhlkontrolle hervorrufen. Eine konsequente Behandlung der Grunderkrankung kann die Inkontinenzproblematik beheben oder deutlich bessern.

In der Vergangenheit war für viele Menschen der künstliche Darmausgang die einzige Möglichkeit, die Stuhlhalteschwäche zu behandeln. Heute ist diese Maßnahme nur noch selten notwendig, sie sollte aber immer ins therapeutische Kalkül einbezogen werden. Ich habe einige Patienten, die sich lange gegen die Anlage eines Stoma gewehrt haben, die letztendlich jedoch von mir überzeugt werden konnten, dass dies die einzige Möglichkeit war, sie aus der sozialen Isolation heraus zu bringen. Hinterher waren sie dankbar und bedauerten es, nicht eher meinem Rat gefolgt zu sein.

Es gibt die Möglichkeit, einen Schließmuskelersatz durch die Verlagerung eines Oberschenkelmuskels um den After herum, welcher mittels Schrittmacher zu einer Dauerkontraktion stimuliert wird, durchzuführen, die dynamische Gracilisplastik. Dies stellt jedoch einen großen Eingriff dar, der auch nicht optimal den natürlichen Schliessmuskel ersetzen kann. Mit dem Aufkommen der sakralen Nervenstimulation wurde diese Operation immer weiter in den Hintergrund gedrängt.

Darüber hinaus kann eine mit Flüssigkeit gefüllte Manschette als sogenannter künstlicher Schließmuskel um den After eingebracht werden. Auch diese Operation ist nur speziellen Situationen vorbehalten

Zusammenfassend sollen hier noch einmal die Möglichkeiten zur Behandlung der Stuhl-Inkontinenz aufgezählt werden:

Ernährungsumstellung
Stopfende Medikamente
Muskelaufbautraining
Biofeedback
mechanische Einengung des Analkanals
Chirurgische Verstärkung des Muskels
Dynamische Gracilisplastik

Sakralnervenstimulation SNS
Künstlicher Schließmuskel

Viele dieser Therapiemaßnahmen sind relativ neu und bedürfen noch einer Überprüfung durch Studien, damit eine endgültige Empfehlung abgegeben werden kann. Auch dass es so viele Therapieoptionen gibt zeigt, dass keine so richtig der „Hammer" ist. Es bedarf viel und langjähriger Erfahrung, für den Patienten auf Grund seiner Symptomatik das beste Verfahren für ihn heraus zu finden. Es hat keinen Sinn dem Patienten eine Operation zu empfehlen von der er nicht profitieren kann. Wenn es möglich ist dem Patienten mit einer Stuhlinkontinenz nur eine Linderung von 50 % zu ermöglichen, ist viel erreicht und kann den Patienten aus seiner sozialen Isolation herausführen. Auch Depressionen, die sehr häufig mit einer Stuhlinkontinenz einhergehen, werden seltener auftreten.

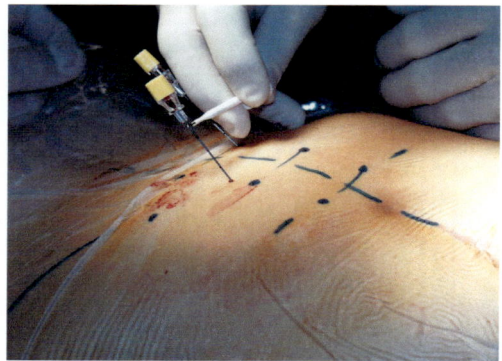

Abb.23.1: SNS
Testung der Elektroden

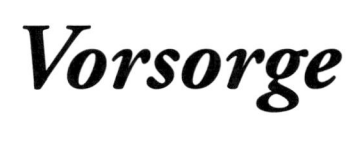

Vorsorge

Darmkrebs und Früherkennung

Die ansteigenden Fälle an Dickdarm- und Enddarmkrebs bis zum Jahre 2000 waren schon beunruhigend. Während man den Ursachen nicht so recht auf die Spur kam - viele Faktoren wurden diskutiert, in Erwägung gezogen und wieder verworfen - begann sich die Erkenntnis durchzusetzen, dass die Vorstufen der bösartigen Erkrankung, die Polypen mit all ihren Vor- und Zwischenstufen, per Endoskop entfernt werden könnten. Bereits im Jahre 1995 habe ich in einer chirurgischen Fachzeitschrift gefordert, bei Blutabgängen aus dem After eine komplette Dickdarmspiegelung durchzuführen und somit mögliche Vorstufen des Dickdarmkrebses zu entfernen. Einige Kollegen, die meinten, die absolute Weisheit zu besitzen, stänkerten in einer Fachzeitschrift kräftig dagegen an. Leider wurde meine Entgegnung nicht abgedruckt, angeblich wegen einer zu klaren Aussprache. Gleichzeitig boten diese Kollegen auf ihrer Internetseite große und kleine Vorsorgeprogramme an, die genau das propagierten. Diese Forderungen meinerseits wurden durch die wissenschaftliche Untersuchung eines Doktoranden im Rahmen einer Doktorarbeit untermauert.

Im Jahre 2002 war es dann soweit: die Koloskopie wurde als Früh-Erkennungs - Maßnahme durch die kassenärztliche Vereinigung anerkannt und konnte flächendeckend, wie von mir damals gefordert, eingeführt werden. Im Jahre 2010 wurden erstmals Ergebnisse dieser Früherkennungs Maßnahmen veröffentlicht (Deutsches Ärzteblatt): durch die Koloskopie konnten 98.734 Darmkrebsfälle verhütet werden und 47.168 Darmkrebserkrankungen frühzeitig, d.h. in einem heilbaren Stadium, entdeckt werden. Die verhüteten Fälle stellten allesamt fortgeschrittene Polypen dar, die über das Endoskop entfernt und feingeweblich untersucht werden konnten. Leider war die Teilnahmequote mit 3 % doch sehr niedrig, der Dickdarmkrebs könnte, wäre die Teilnahmequote höher, in Deutschland deutlich mehr zurück gedrängt worden sein.

Die Dickdarmkrebshäufigkeit selbst ist seit Einführung der Vorsorge Koloskopie auch deutlich rückläufig. Während das Statistische Bundesamt im Jahre 2000 noch 252.704 Dickdarm- und Enddarmkrebse meldete war dies bis zum Jahre 2009 deutlich rückläufig: hier waren es nur noch 174.074 Kranke, wahrscheinlich ein Erfolg der Vorsorge. Allerdings verstarben immerhin noch 17.501 Patienten an ihrem bösartigen Tumorleiden.

Die Datenlage ist also eindeutig und zeigt, dass die Vorsorge - Dickdarmspiegelung (=Koloskopie) nicht nur eine sinnvolle, sondern auch äußerst effektive Maßnahme ist. In der Hand des geübten Endoskopikers hat die Untersuchung auch längst ihren Schrecken verloren. Mittlerweile kann die Untersuchung bei nicht zu kurvigem Dickdarmverlauf sogar ohne einschläfernde Medikamente oder gar Narkose durchgeführt werden. Besonders bei Dickdarmkrebs in der Familie ist es wichtig die Untersuchung durchzuführen, da mittlerweile ein gewisser erblicher Mechanismus bekannt ist. Die Wertigkeit der Früherkennungs-Koloskopie ist aber mittlerweile auch in den Medien präsent und anerkannt worden, so dass sich auch Prominente in den Dienst der guten Sache stellen und diese in Werbemaßnahmen unterstützen. Die Bevölkerung sollte sich dieses Instrumentes der Gesundheitsvorsorge bewusst sein und es nicht leichtfertig aus der Hand geben.

Laser

Der Laser bei verschiedenen Anwendungen:

Einsatz des Lasers bei der Behandlung der **Analfissur**. Die Vorteile sind marginal: So werden weniger Schmerzmittel benötigt bei allerdings häufiger auftretenden Wundheilungsstörungen.

Auch bei der Therapie des **Hämorrhoidalleidens** wird der Laser eingesetzt. Anfänglich wurde dieser allerdings lediglich als thermisches Instrument benutzt, erst später kam die Nutzung als „Skalpell" in Betracht. Durch die mögliche Fokussierung konnte mit dem Laser sehr präzise operiert werden, bei Schonung des umliegenden Gewebes. Die Vaporisierung[1] sorgte zudem für einen schnellen Verschluss der Blutgefässe, hierdurch konnte blutarm operiert werden. Im weiteren Verlauf wurden weitere Techniken zum Einsatz des Lasers bei der Hämorrhoiden-Op beschrieben. Neben der bereits beschriebenen thermischen Nutzung und dem Einsatz des Lasers als Skalpell wurden minimal invasive Techniken entwickelt. Über einen winzigen Schnitt wurde die Lasersonde unter der Schleimhaut in die Hämorrhoide vorgeschoben und sodann die Hämorrhoide von innen verschorft, es erfolgte damit eine submuköse[2] Koagulation. Weitergehende Entwicklungen waren die sogenannte HeLP™-Op[3] und die submuköse Hämorrhoidoplastie. Beim HeLP™-Vorgehen wurden die zuführenden Arterien mit dem Doppler aufgesucht und dann hoch selektiv mit dem Laser koaguliert und verschlossen. Mehrere Studien erfolgten um die Überlegenheit des Lasers über bereits etablierten Methoden aufzuzeigen. Dies gelang jedoch nur in Teilaspekten wie schonenderes Operieren, geringerer Blutverlust und kürzere Hospitalisationszeit. Auch die postoperative Arbeitsunfähigkeit konnte reduziert werden. Allerdings kamen Wund-

---

1   Vaporisierung = Verdampfen
2   submukös = unter der Schleimhaut
3   HeLP = hemorrhoidal laser procedure

heilungsstörungen häufiger vor. Bei Nachuntersuchungen konnten keine Vorteile bezüglich der Erfolgsrate festgestellt werden. Als Nachteil gelten die hohen Anschaffungskosten.

Auch bei der Behandlung von Analfisteln kam der Laser zum Einsatz. Hier wurde die Fistel durch eine eingeführte Lasersonde koaguliert, manchmal kombiniert durch klassische Verfahren zum Verschluss der inneren Fistelöffnung. Die Datenlage zu den Laser-Verfahren bei der Behandlung von Analfisteln ist spärlich, so dass bezüglich der Vorteile oder Erfolgsraten keine Aussagen getroffen werden können.

Die Behandlung der **Steißbeinfistel** mit Laser wird ebenfalls beschrieben, hier ist die Datenlage ebenfalls nicht besonders hoch, so dass eine Anwendung mehr aus Marketing-Aspekten, denn aus medizinischer Notwendigkeit erfolgt.

Zusammenfassend lässt sich sagen, dass der Laser ein innovatives Instrument darstellt, dessen Überlegenheit gegenüber den bereits bekannten, standardisierten Verfahren noch bewiesen werden muss. Bis dahin hat der Laser eine mehr mythische Bedeutung und wird eher als Instrument von Marketingstrategien angesehen. Der Kostenfaktor sollte ebenfalls in die Bewertung der verschiedenen Verfahren einbezogen werden.

Weiterführende Literatur

Bücher

1. Beck, D.E., et al., <<The>> ASCRS Manual of Colon and Rectal Surgery. 2nd ed2014, New York, NY: Springer New York. Online-Ressource.

2. Federspiel, K., V. Herbst, and Stiftung Warentest (Deutschland Bundesrepublik), <<Die>> Andere Medizin „Alternative" Heilmethoden für Sie bewertet. 2.,neu bearb. Aufl., korr. Nachdruck ed2005, Berlin: Stiftung Warentest. 336 S.

3. Keighley, M.R.B., N.S. Williams, and J.M. Church, Surgery of the anus, rectum and colon Vol. 1. 3. ed2008, Philadelphia, PA: Saunders Elsevier. VIII, 1262, I34 S.

4. Keighley, M.R.B., N.S. Williams, and J.M. Church, Surgery of the anus, rectum and colon Vol. 2. 3. ed2008, Philadelphia, PA: Saunders Elsevier. VIII, 2476, I34 S.

5. Lange, J., B. Mölle, and J. Girona, Chirurgische Proktologie2006, Berlin: Springer Medizin Verlag Heidelberg. Online-Datei.

6. Mazier, W.P., Surgery of the colon, rectum, and anus1995, Philadelphia etc.: W.B. Saunders. XXI, 1196 S., Taf.

7. Pütz, J., Darm & Po gesunde Pflege von innen und aussen. 1. Aufl. ed1996, Köln: vgs. 95 S.

8. Rohde, H., Lehratlas der Proktologie: Diagnostik-Therapie-Fallbeispiele2006: Georg Thieme Verlag.

9. Roschke, W. and H. Krause, Die proktologische Sprechstunde. 5., èuberarbeitete und erw. Aufl. ed1983, München: Urban und Schwarzenberg. 257 S.

10. Schweiger, M., Medizin - Glaube, Spekulation oder Naturwissenschaft? gibt es zur Schulmedizin eine Alternative?; eine historisch-philosophisch begründete Auseinandersetzung zwischen Schulmedizin und alternativer Medizin2003, München Wien New York: Zuckschwerdt. X, 179 S.

11. Singh, S. and E. Ernst, Gesund ohne Pillen - was kann die Alternativmedizin ?2009, München: Hanser. 404 S.

12.   Stein, E., Proktologie Lehrbuch und Atlas ; mit 54 Tabellen. 4., vollst. überarb. Aufl. ed2003, Berlin u.a.: Springer. XVIII, 580 S.

13.   Stelzner, F., Die anorectalen Fisteln. 3., überarb. u. erw. Aufl. ed1981, Berlin Heidelberg New York: Springer. X, 318 S.

14. M.Kowallik, P.Prohm (Hrsg): Atlas der 3 D -Endosonographie des Beckenbodens. Medical-publishing, 2011

Literatur- Liste von Prof. Dr. Prohm auf: http://www.koloproktologie-professor-prohm.de/wissenschaftliche_publikationen.html

Literatur über Hämorrhoiden

1. Altomare, D.F. and I. Giannini, Pharmacological treatment of hemorrhoids: a narrative review. Expert Opin Pharmacother, 2013. 14(17): p. 2343-9.

2. Altomare, D.F. and S. Giuratrabocchetta, Conservative and surgical treatment of haemorrhoids. Nat Rev Gastroenterol Hepatol, 2013. 10(9): p. 513-21.

3. Chan, K.K. and J.D. Arthur, External haemorrhoidal thrombosis: evidence for current management. Tech Coloproctol, 2013. 17(1): p. 21-5.

4. Chen, J.S. and J.F. You, Current status of surgical treatment for hemorrhoids--systematic review and meta-analysis. Chang Gung Med J, 2010. 33(5): p. 488-500.

5. Elmer, S.E., J.O. Nygren, and C.E. Lenander, A randomized trial of transanal hemorrhoidal dearterialization with anopexy compared with open hemorrhoidectomy in the treatment of hemorrhoids. Dis Colon Rectum, 2013. 56(4): p. 484-90.

6. Fox, A., P.H. Tietze, and K. Ramakrishnan, Anorectal conditions: hemorrhoids. FP Essent, 2014. 419: p. 11-9.

7. Hall, J.F., Modern management of hemorrhoidal disease. Gastroenterol Clin North Am, 2013. 42(4): p. 759-72.

8. Herold, A., A. Joos, and D. Bussen, Operationen beim Hämorrhoidalleiden: Indikation und Technik. Chirurg, 2012. 83(12): p. 1040-8.

9. Herold, A., et al., A German multicentre study on circular stapled haemorrhoidectomy. Colorectal Dis, 2000. 2(suppl): p. 18.

10. Herold, A., et al., Multizentrische Erfahrungen mit der Stapler-Hämorrhoidenoperation. coloproctology, 2001. 23(1): p. 2-7.

11. Holzheimer, R.G., Hemorrhoidectomy: indications and risks. Eur J Med Res, 2004. 9(1): p. 18-36.

12. Jahne, J., Diagnose und Chirurgische Technik in der Proktologie. Chirurg, 2012. 83(12): p. 1021-2.

13.   Kohlstadt, C.M., J. Weber, and P. Prohm, Die Stapler-Hamorrhoidektomie. Eine neue Alternative zu den konventionellen Methoden. Zentralblatt fur Chirurgie, 1999. 124(3): p. 238-43.

14.   Kohlstadt, C.M., J. Weber, and P. Prohm, Stapler hemorrhoidectomy. A new alternative to conventional methods]. Zentralblatt für Chirurgie, 1999. 124(3): p. 238.

15.   Lehur, P.A., C. Pierres, and C. Dert, Haemorrhoids: 21st-century management. Colorectal Dis, 2013. 15(4): p. 12075.

16.   Milito, G., et al., Haemorrhoidectomy with Ligasure vs conventional excisional techniques: meta-analysis of randomized controlled trials. Colorectal Dis, 2010. 12(2): p. 85-93.

17.   Prohm, P., Die Barron-Ligatur und ihre Komplikationen. Coloproctology, 1994. 16: p. 84-84.

18.   Prohm, P., M. Borger, and F. Kühme, Proktologische Patienten mit rektalen Blutungen - was ist diagnostisch erforderlich? Eine prospektive Studie. Coloproctology, 1996. 18: p. 185-190.

19.   Prohm, P., et al., Diagnostic Procedures in Bleeding Haemorrhoids. Rectoscopy, Sigmoidoscopy or Total Colonoscopy? Coloproctology, 1995. 17: p. 206-206.

20.   Prohm, P., et al., Diagnostisches Vorgehen bei blutenden Hämorrhoiden- Rektoskopie, Rekto-Sigmoidoskopie oder totale Koloskopie? Coloproctology 1995. 17: p. 206-211.

21.   Pucher, P.H., et al., Clinical outcome following Doppler-guided haemorrhoidal artery ligation: a systematic review. Colorectal Dis, 2013. 15(6): p. 12205.

22.   Rakinic, J. and V.P. Poola, Hemorrhoids and fistulas: new solutions to old problems. Curr Probl Surg, 2014. 51(3): p. 98-137.

23.   Rohde, H., Was sind Hämorrhoiden? Deutsches Ärzteblatt, 2005. 102(4): p. A209-A213.

24.   Ross, N.P., et al., Haemorrhoids: 21st-century management. Colorectal Dis, 2012. 14(8): p. 917-9.

25.   Sneider, E.B. and J.A. Maykel, Diagnosis and management of sympto-

matic hemorrhoids. Surg Clin North Am, 2010. 90(1): p. 17-32.

26. Yang, J., et al., Meta-analysis of stapled hemorrhoidopexy vs LigaSure hemorrhoidectomy. World J Gastroenterol, 2013. 19(29): p. 4799-807.

Literatur über die Analfissur

1.   Altomare, D.F., et al., The management of patients with primary chronic anal fissure: a position paper. Tech Coloproctol, 2011. 15(2): p. 135-41.

2.   Fox, A., P.H. Tietze, and K. Ramakrishnan, Anorectal conditions: anal fissure and anorectal fistula. FP Essent, 2014. 419: p. 20-7.

3.   Garg, P., M. Garg, and G.R. Menon, Long-term continence disturbance after lateral internal sphincterotomy for chronic anal fissure: a systematic review and meta-analysis. Colorectal Dis, 2013. 15(3): p. 12108.

4.   Heitland, W., Analfistel und Analfissur. Chirurg, 2012. 83(12): p. 1033-9.

5.   Herzig, D.O. and K.C. Lu, Anal fissure. Surg Clin North Am, 2010. 90(1): p. 33-44.

6.   Nelson, R.L., Operative procedures for fissure in ano. Cochrane Database Syst Rev, 2010. 20(1).

7.   Nelson, R.L., et al., Operative procedures for fissure in ano. Cochrane Database Syst Rev, 2011. 9(11).

8.   Nelson, R.L., et al., Non surgical therapy for anal fissure. Cochrane Database Syst Rev, 2012. 15(2).

9.   Pittet, O., N. Demartines, and D. Hahnloser, [Acute anal pain]. Ther Umsch, 2013. 70(7): p. 399-402.

10.   Prohm, P., Analyse der prä- und postoperativen Kontinenzfunktion nach lateraler Sphincterotomie am Beispiel der chronischen Analfissur. Kontinenz, 1993. 2: p. 120-124.

11.   Prohm, P. and C. Bönner, Is manometry essential for surgery of chronic fissure-in-ano? Diseases of the colon & rectum, 1995. 38(7): p. 735-738.

12.   Sajid, M.S., et al., Systematic review of the use of topical diltiazem compared with glyceryltrinitrate for the nonoperative management of chronic anal

fissure. Colorectal Dis, 2013. 15(1): p. 19-26.

13.   Yiannakopoulou, E., Botulinum toxin and anal fissure: efficacy and safety systematic review. Int J Colorectal Dis, 2012. 27(1): p. 1-9.

14.   Yu, S.W. and S.S. Rao, Anorectal physiology and pathophysiology in the elderly. Clin Geriatr Med, 2014. 30(1): p. 95-106.

Literatur über Marisquen

1.   Bock, J.U. and J. Jongen, Stadienadaptierte Therapie von Hämorrhoiden. Kongressbd Dtsch Ges Chir Kongr, 2001. 118: p. 328-31.

2.   Bonheur, J.L., et al., Anal skin tags in inflammatory bowel disease: new observations and a clinical review. Inflamm Bowel Dis, 2008. 14(9): p. 1236-9.

3.   Bruhl, W., Interdisciplinary guidelines of the German Society of Coloproctology and the German Society of Dermatology. Anal skin tags. J Dtsch Dermatol Ges, 2006. 4(10): p. 892-3.

4.   Gerjy, R. and P.O. Nystrom, Excision of residual skin tags during stapled anopexy does not increase postoperative pain. Colorectal Dis, 2007. 9(8): p. 754-7.

5.   Greenspon, J., et al., Thrombosed external hemorrhoids: outcome after conservative or surgical management. Dis Colon Rectum, 2004. 47(9): p. 1493-8.

6.   Korelitz, B.I., Anal skin tags: an overlooked indicator of Crohn's disease. J Clin Gastroenterol, 2010. 44(2): p. 151-2.

7.   Kuehn, H.G., et al., Relationship between anal symptoms and anal findings. Int J Med Sci, 2009. 6(2): p. 77-84.

8.   Sailer, M., et al., Quality of life in patients with benign anorectal disorders. Br J Surg, 1998. 85(12): p. 1716-9.

9.   Spanos, C.P., Anal skin tags: removal made simple. Colorectal Dis, 2012. 14(10): p. 1463-1318.

Literatur über Mikrobiom

1. Albenberg, L.G. and G.D. Wu, Diet and the intestinal microbiome: associations, functions, and implications for health and disease. Gastroenterology, 2014. 146(6): p. 1564-72.

2. Austin, M., M. Mellow, and W.M. Tierney, Fecal microbiota transplantation in the treatment of Clostridium difficile infections. Am J Med, 2014. 127(6): p. 479-83.

3. Belkaid, Y. and T.W. Hand, Role of the microbiota in immunity and inflammation. Cell, 2014. 157(1): p. 121-41.

4. Bookstaver, P.B., et al., Clostridium difficile: case report and concise review of fecal microbiota transplantation. J S C Med Assoc, 2013. 109(2): p. 62-6.

5. Britton, R.A. and V.B. Young, Role of the intestinal microbiota in resistance to colonization by Clostridium difficile. Gastroenterology, 2014. 146(6): p. 1547-53.

6. McDermott, A.J. and G.B. Huffnagle, The microbiome and regulation of mucosal immunity. Immunology, 2014. 142(1): p. 24-31.

7. Mondot, S., et al., The human gut microbiome and its dysfunctions. Dig Dis, 2013. 31(3-4): p. 278-85.

8. Nuding, S., L. Antoni, and E.F. Stange, The host and the flora. Dig Dis, 2013. 31(3-4): p. 286-92.

9. Petrof, E.O. and A. Khoruts, From stool transplants to next-generation microbiota therapeutics. Gastroenterology, 2014. 146(6): p. 1573-82.

10. Pimentel, M., R. Mathur, and C. Chang, Gas and the microbiome. Curr Gastroenterol Rep, 2013. 15(12): p. 013-0356.

11. Salonen, A. and W.M. de Vos, Impact of diet on human intestinal microbiota and health. Annu Rev Food Sci Technol, 2014. 5: p. 239-62.

12. Shanahan, F. and E.M. Quigley, Manipulation of the microbiota for treatment of IBS and IBD-challenges and controversies. Gastroenterology, 2014. 146(6): p. 1554-63.

13.   Underhill, D.M. and I.D. Iliev, The mycobiota: interactions between commensal fungi and the host immune system. Nat Rev Immunol, 2014. 14(6): p. 405-16.

14.   van ‚t Hof, W., et al., Antimicrobial defense systems in saliva. Monogr Oral Sci, 2014. 24: p. 40-51.

15.   Zok, C., Die intestinale Mikrobiota: Das Faktotum im menschlichen Darm. Dtsch Med Wochenschr, 2014. 139(24): p. 1282-3.

Literatur über Obstipation

1. Adam, B., T. Liebregts, and G. Gerken, [New drugs for the treatment of constipation]. Med Klin, 2010. 105(7): p. 475-8.

2. Ambe, P., et al.,Das obstruktive Defäkationssyndrom-chrirurgische Behandlungskonzepte. Dtsch Med Wochenschr, 2011. 136(12): p. 586-90.

3. Costilla, V.C. and A.E. Foxx-Orenstein, Constipation: understanding mechanisms and management. Clin Geriatr Med, 2014. 30(1): p. 107-15.

4. Hedrick, T.L. and C.M. Friel, Constipation and pelvic outlet obstruction. Gastroenterol Clin North Am, 2013. 42(4): p. 863-76.

5. Isbert, C., et al., Die STARR-Operation zur Therapie des obstruktiven Defäkationssyndroms. Zentralbl Chir, 2012. 137(4): p. 364-70.

6. Keller, J., Intestinale Motilitätsstörungen. Dtsch Med Wochenschr, 2012. 137(50): p. 2643-56.

7. Kim, M. and C. Isbert, Anorektale Funktionsdiagnostik. Therapiealgorithmus bei Obstruktion und Inkontinenz. Chirurg, 2013. 84(1): p. 7-14.

8. Laubert, T., et al., Die laparoskopische Resektionsrektopexie zur Therapie dess obstruktiven Defäkationssyndroms. Zentralbl Chir, 2012. 137(4): p. 357-63.

9. Müller-Lissner, S.,Opiatinduzierte Obstipation-Mechanismen, Relevanz und Behandlung. Dtsch Med Wochenschr, 2013. 138(43): p. 2207-11.

10. Thayalasekeran, S., H. Ali, and H.H. Tsai, Novel therapies for constipation. World J Gastroenterol, 2013. 19(45): p. 8247-51.

Literatur über Rektumprolaps

1.   Collinson, R., et al., The emerging role of internal rectal prolapse in the aetiology of faecal incontinence. Gastroenterol Clin Biol, 2010. 34(11): p. 584-6.

2.   Fox, A., P.H. Tietze, and K. Ramakrishnan, Anorectal conditions: rectal prolapse. FP Essent, 2014. 419: p. 28-34.

3.   Harmston, C. and O. Jones, The evolution of laparoscopic surgery for rectal prolapse. Int J Surg, 2011. 9(5): p. 370-3.

4.   Hatch, Q. and S.R. Steele, Rectal prolapse and intussusception. Gastroenterol Clin North Am, 2013. 42(4): p. 837-61.

5.   Isbert, C. and C.T. Germer, Transanale Verfahren bei funktionellen Darmerkrankungen. Chirurg, 2013. 84(1): p. 30-4.

6.   Jamshed, N., Z.E. Lee, and K.W. Olden, Diagnostic approach to chronic constipation in adults. Am Fam Physician, 2011. 84(3): p. 299-306.

7.   Jones, O.M., C. Cunningham, and I. Lindsey, The assessment and management of rectal prolapse, rectal intussusception, rectocoele, and enterocoele in adults. Bmj, 2011. 1(342).

8.   Laubert, T., et al., Die laparoskopische Resektionsrektopexie zur Therapie des obstruktiven Defäkationssyndroms. Zentralbl Chir, 2012. 137(4): p. 357-63.

9.   Maher, C., et al., Surgical management of pelvic organ prolapse in women. Cochrane Database Syst Rev, 2010. 14(4).

10.   Maher, C., et al., Surgical management of pelvic organ prolapse in women. Cochrane Database Syst Rev, 2013. 30(4).

11.   McNevin, M.S., Overview of pelvic floor disorders. Surg Clin North Am, 2010. 90(1): p. 195-205.

12.   Melton, G.B. and M.R. Kwaan, Rectal prolapse. Surg Clin North Am, 2013. 93(1): p. 187-98.

13. Mistrangelo, M., et al., Perineal stapled prolapse resection for complete external rectal prolapse: preliminary experience and literature review. Dig Surg, 2012. 29(2): p. 87-91.

14. Samaranayake, C.B., et al., Systematic review on ventral rectopexy for rectal prolapse and intussusception. Colorectal Dis, 2010. 12(6): p. 504-12.

15. Seenivasagam, T., et al., Irreducible rectal prolapse: emergency surgical management of eight cases and a review of the literature. Med J Malaysia, 2011. 66(2): p. 105-7.

16. Shek, K.L. and H.P. Dietz, Pelvic floor ultrasonography: an update. Minerva Ginecol, 2013. 65(1): p. 1-20.

17. Van Geluwe, B., A. Wolthuis, and A. D'Hoore, Laparoscopy for pelvic floor disorders. Best Pract Res Clin Gastroenterol, 2014. 28(1): p. 69-80.

18. Zhu, Q.C., et al., Solitary rectal ulcer syndrome: clinical features, pathophysiology, diagnosis and treatment strategies. World J Gastroenterol, 2014. 20(3): p. 738-44.

Literatur über Stuhlinkontinenz

1.   Bleier, J.I. and B.R. Kann, Surgical management of fecal incontinence. Gastroenterol Clin North Am, 2013. 42(4): p. 815-36.

2.   Chiarioni, G., et al., Neuromodulation for fecal incontinence: an effective surgical intervention. World J Gastroenterol, 2013. 19(41): p. 7048-54.

3.   Fernando, R.J., et al., Methods of repair for obstetric anal sphincter injury. Cochrane Database Syst Rev, 2013. 8(12).

4.   Fox, A., P.H. Tietze, and K. Ramakrishnan, Anorectal conditions: fecal incontinence. FP Essent, 2014. 419: p. 35-47.

5.   Horrocks, E.J., et al., Systematic review of tibial nerve stimulation to treat faecal incontinence. Br J Surg, 2014. 101(5): p. 457-68.

6.   Kim, M. and C. Isbert, Anorektale Funktionsdiagnostik. Therapiealgorithmus bei Obstruktion und Inkontinenz. Chirurg, 2013. 84(1): p. 7-14.

7.   Kroesen, A.J., Beckenboden und Inkontinenz. Chirurg, 2013. 84(1): p. 15-20.

8.   Matzel, K.E. and B. Bittorf, Therapie der Sphincterinsuffizienz. Chirurg, 2013. 84(1): p. 39-45.

9.   Nandivada, P. and D. Nagle, Surgical therapies for fecal incontinence. Curr Opin Gastroenterol, 2014. 30(1): p. 69-74.

10.   Noblett, K.L. and L.A. Cadish, Sacral nerve stimulation for the treatment of refractory voiding and bowel dysfunction. Am J Obstet Gynecol, 2014. 210(2): p. 99-106.

11.   Thin, N.N., et al., Systematic review of the clinical effectiveness of neuromodulation in the treatment of faecal incontinence. Br J Surg, 2013. 100(11): p. 1430-47.

12.   Van Koughnett, J.A. and S.D. Wexner, Current management of fecal incontinence: choosing amongst treatment options to optimize outcomes. World J Gastroenterol, 2013. 19(48): p. 9216-30.

13. Vonthein, R., et al., Electrical stimulation and biofeedback for the treatment of fecal incontinence: a systematic review. Int J Colorectal Dis, 2013. 28(11): p. 1567-77.

14. Wang, J.Y. and M.A. Abbas, Current management of fecal incontinence. Perm J, 2013. 17(3): p. 65-73.

Index

W

Z